Barbara Dribbusch

Können Falten Freunde sein?

GOLDMANN
Lesen erleben

Buch

Irgendwann tritt für jede Frau schlagartig ein neuer Gegenstand ins Zentrum des täglichen Lebens: die Lesebrille. Ferner verwandelt sich der Kleiderschrank in eine Art Theatergarderobe, völlig unerwartet wird man zu Themenpartys geladen ... Wenn Frauen in die mittleren Jahre kommen, öffnet sich ihnen eine Welt voller Merkwürdigkeiten und Abenteuer. Alles ebenso erstaunlich wie doch den Gleichaltrigen verdächtig vertraut: Barbara Dribbusch lässt die Leserin teilhaben und spürt bei zahlreichen Gelegenheiten den Absurditäten, aber auch der überraschenden Romantik dieses Lebensabschnitts nach.

Autor

Barbara Dribbusch, Jahrgang 1956, ist Redakteurin für Gesellschaft bei der Tageszeitung taz in Berlin. Seit mehr als zehn Jahren schreibt sie dort unter anderem in ihrer Kolumne »Später« (ehemals: »Gerüchte«) über den Alltag von Frauen und Männern in späten und mittleren Jahren. Sie hat zwei erwachsene Kinder und lebt mit ihrem Mann in Berlin.

Barbara Dribbusch

Können Falten Freunde sein?

Neues aus der Lebensmitte

GOLDMANN

Der Roman erschien ursprünglich als gebundenes Buch unter dem Titel
Älter werden ist viel schöner, als Sie vorhin in der Umkleidekabine noch dachten
im Mosaik Verlag.

FSC
www.fsc.org
MIX
Papier aus verantwortungsvollen Quellen
FSC® C014496

Verlagsgruppe Random House FSC® N001967
Das für dieses Buch verwendete FSC®-zertifizierte Papier *Classic 95*
liefert Stora Enso, Finnland.

Dieses Buch ist unter dem Titel
Älter werden ist viel schöner, als Sie vorhin in der Umkleidekabine noch dachten
auch als E-Book erhältlich.

1. Auflage
Vollständige Taschenbuchausgabe September 2015
Wilhelm Goldmann Verlag, München,
in der Verlagsgruppe Random House GmbH

Umschlaggestaltung: Uno Werbeagentur, München
Umschlagfoto: FinePic®, München
Redaktion: Dagmar Rosenberger
Satz: Buch-Werkstatt GmbH, Bad Aibling
Druck und Bindung: GGP Media GmbH, Pößneck
AB · Herstellung: IH
Printed in Germany
ISBN 978-3-442-17299-3
www.goldmann-verlag.de
Besuchen Sie den Goldmann Verlag im Netz

Inhalt

Liebe Leserinnen und Leser 7

Friseurbesuch:
Flirt mit der Vergänglichkeit 11

In der Modeabteilung:
Rollenspiele in »Size Germany« 21

Partnersuche via Internet:
Vom Forstarbeiter in Angermünde 34

Auf dem Betriebsfest:
Zen mit Volker 50

Eine schräge Vernissage:
So zähmen Sie Ihr Spiegelmonster 63

Nahbeziehungen:
Haben die anderen mehr Sex? 81

Alte Kumpels, junge Geliebte:
Unterwegs im Sperrgebiet 98

Tangokurs:
Im Wiegeschritt durch die Langzeitehe 111

Frauenfreundschaften:
Mädels, kappt die Müllkette! 127

Neue Wohnformen für Ältere:
Heikler Grenzverkehr ... 141

Ayurveda oder das Sauerkrautritual:
Man muss nur daran glauben ... 157

Outdoor:
Spähippies in Goretex ... 175

Ertüchtigung:
Romantiksport statt Problemzonengymnastik ... 192

Wenn die Kinder ausziehen:
»Wir skypen dann mal!« ... 205

Konzeptfeten:
Die Wiederkehr des Kindergeburtstags ... 217

Anhang ... 233

Liebe Leserinnen und Leser,

Das Leben ab 50 ist ein spannendes Experiment. Die Zeit wird kostbarer, und wir erfahren daher vieles intensiver. Es stellen sich Identitätsfragen, von denen wir früher keine Ahnung hatten. Das beginnt bei ganz praktischen Dingen: »Was tue ich modetechnisch mit der Verdickung in der Körpermitte?« oder »Macht es Sinn, als reife Frau einen Flirt mit gleichaltrigen Akademikern zu wagen?« Vielleicht kennen Sie auch das Unbehagen: »Ist bei den anderen noch mehr los im Bett?« Was umgehend zur Frage führt: »Ist Humor in der Partnerschaft wichtiger als Sex?«

Die zweite Lebenshälfte ist die richtige Zeit, um die gängigen Maßstäbe für Liebe, Selbstwert und Erfolg zu überprüfen. Wir können uns neue Regeln schaffen dafür, wo wir Zuneigung und Nähe finden, mit welchem Blick wir unseren Körper betrachten, wo das Glück liegt und wo sicher nicht. Um diese Gegenkultur der »Generation Gleitsichtbrille« geht es in diesem Buch.

Dazu gehören Nahbeziehungen, die nicht so recht in eine der üblichen Schubladen passen: Es gibt Ehen mit und ohne Sex, virtuelle Flirts, Frauenfreundschaften mit Shiatsu-Abenden und die eheähnliche Neoallianz mit dem Hund. Wir brauchen Alternativen zur Zweisamkeit. Aber kann sich ein Mensch jenseits der 50 noch in ein kollektives Wohnprojekt einfügen? Wo wir doch in den späteren Jahren immer mehr Eigenheiten entwickeln. Ich zum

Beispiel führe morgens vor dem Spiegel manchmal innere Dialoge mit meinem Fett- und Faltenmonster. Und meine Freundin Britt schwört auf ihr Sauerkrautritual, wenn ihre Laune absackt.

Manch eine geht in der zweiten Lebenshälfte auf den Naturtrip und reist als später Outdoorhippie um die Welt – allerdings nicht mehr ohne Goretexjacke mit Unterarmbelüftung und längselastische Trekkinghose.

Die Identitätsfragen der zweiten Lebenshälfte stellen sich in alltäglichen und weniger alltäglichen Situationen. Ich schildere in diesem Buch einige davon. Mein exzentrischer Freundeskreis spielt mit:

Britt, Künstlerin und verwitwet, ist Romantikerin geblieben. Sie gibt Fotoworkshops und Malkurse, doch ihr Herz schlägt für ihre Installationen zum Thema Körper und Vergänglichkeit.

Freundin Suse macht im Brotberuf Werbung für den Bereich Wellness & Lifestyle. Zum Ausgleich ihres PR-Jobs betreibt sie nächtens einen schonungslosen Blog im Internet. Sie klärt in ihrem Blog auf über die ihrer Meinung nach wahren Verhältnisse zwischen Männern und Frauen, Körper und Macht.

Meine hundebesitzende Freundin Tine hingegen deutet Menschliches gerne durch den Verweis auf die Tierwelt.

Mein Ehemann Christoph geht mit mir zum Tanzkurs für Langzeitpaare, und mein alter Sportkumpel Winnie hat Probleme mit seinen Knien und seiner jüngeren Geliebten.

Namen, Schauplätze und Identitäten in diesem Buch sind verändert, auch um Personen zu schützen. Handlungsstränge wurden verdichtet oder erweitert und neu verknüpft. Als Gesellschaftsjournalistin habe ich zu den Themen, über die ich schreibe, viel recherchiert und Forschungsergebnisse gesammelt. Die Quellen finden Sie im Anhang.

Vielleicht erkennen Sie sich in manchem wieder oder lassen sich zu neuen Perspektiven anregen. Ich freue mich über Mails an: *bessere-lebenshaelfte@email.de.* Sie können mich auch auf meiner Homepage *www.barbaradribbusch.de* besuchen.

Herzliche Grüße
Barbara Dribbusch

Friseurbesuch:
Flirt mit der Vergänglichkeit

Wer ein Problem hat mit Vergänglichkeit und Verfall, lässt sich am besten einen Termin in Steffens Friseursalon geben. Dort fällt einem als Erstes der große Kreis an der Wand auf. Eine Zeichnung, mit Tusche auf Seidenpapier gemalt. »Eine Zen-Übung«, erklärt Steffen seinen Kundinnen und Kunden. »Eine Zeichnung von Hand. Hat ein befreundeter Künstler gemacht. Sie zeigt das Leben als einen ständigen Kreislauf. Keine Linie mit einem Endpunkt. Und erst recht keine Abwärtsbewegung.«

Steffen führt in Wahrheit ein Beratungscenter in Sachen Schönheit und Alter. Er hat es gut getarnt als Friseursalon namens »Wishful Thinking«. Und wer Angst hat vor Abwärtslinien und Abwärtsbewegungen, der findet dort Trost. Steffen, 52, hat mal ein paar Semester Kunstgeschichte studiert, wollte dann Maskenbildner werden und ist schließlich im Friseurwesen gelandet. Was sich gut verbindet mit seinem Hang zur Hobbyphilosophie.

In seinem großräumigen Etablissement mit den goldfarbenen Wänden und dem Kreis auf Seidenpapier fühlt man sich wie in einer Mischung aus Kunstgalerie und Alchemistenlabor. Auf dem Regal an der Wand stehen Haarpflegemittel für glattes, widerspenstiges, gefärbtes oder fettiges Haar. Sie sehen aus wie Zaubertinkturen.

Wenn er seine Philosophie der Vergänglichkeit erklärt, kommt Steffen auf die Chinesen zu sprechen. Hinten in der Ecke, wo er die Farben anmischt, hängt ein Kalender mit chinesischen Tierkreiszeichen, auf den Steffen gerne verweist.

Kreisförmig – nicht linear wie bei uns – sei das asiatische Denken, behauptet Steffen. Bei den alten Chinesen spielte der persönliche Geburtstag kaum eine Rolle, jedenfalls nicht, bevor sie die 60 überschritten. Sie hatten immer an Neujahr das Gefühl, gemeinsam wieder ein Jahr älter geworden zu sein. Praktisch. Wichtiger als eine Jahreszahl sei für die Chinesen die Frage, ob man beispielsweise im Jahr des Schafes oder des Affen geboren sei, erzählt mein Friseur.

Ich gehöre zur Generation Affe, Jahrgang 1956, und befinde mich daher im gleichen Tierkreis wie die Jahrgänge 1980 und 1992. Die Affen sind schlau und flexibel, so was hört man natürlich gern. Ob man dabei nun eine »Fünfzigerin« sei wie ich oder eine »Dreißigerin«, spiele keine so große Rolle, behauptet Steffen. Denn alles bewege sich sowieso im Kreis des Lebens und strebe nicht linear auf irgendein Ende zu. »Dieser westliche Generationenkram ist nur im Kopf.«

Wasserbüffel müsste man sein

Steffen schafft das Magische, das beliebte Friseure, erfahrene Playboys und angehimmelte Therapeuten können: Sie vermitteln ein bisschen Geborgenheit und geben dir das Gefühl, dass du etwas Besonderes bist. Einzigartig und spannend. Seit 25 Jahren schauen Steffen und ich alle zwei Monate gemeinsam in den Spiegel. Er hat inzwischen schütteres Haar und viele Lachfalten um die Augen. Steffen trägt genau wie ich neuerdings eine Gleitsichtbrille, um die grauen Strähnen im Schopf seiner Kunden besser erkennen zu können. Wir altern gemeinsam, und das verbindet.

Ich sitze auch heute wieder auf einem seiner nostalgischen, klobigen Friseurstühle, die aussehen, als hätte er sie in einer Nachtaktion aus einem Lagerhaus geklaut.

»Bloß nicht durchblondieren«, sagt Steffen, während er meinen aktuellen Zustand begutachtet und ein paar Haarsträhnen prüfend zwischen Daumen und Zeigefinger nimmt, als handle es sich um wertvolles Seidentuch. »Durchblondieren ist prolo.« Steffen färbt mir schon seit Langem sorgfältig helle Strähnchen ins Haar. Das mit den hellen Strähnen habe ich angefangen, damit die grauen Haare nicht so auffallen.

Wobei ich von Steffen weiß, dass es so etwas wie »graue Haare« gar nicht gibt. Haare werden weiß, und das liegt daran, dass die Haarbälge keine Farbstoffe mehr produzieren. Bei den Tieren »ergrauen« nur die wenigsten Exemplare. Wasserbüffel zum Beispiel sind sogar umgekehrt in der Blüte ihres Lebens grau und dunkeln im Alter nach. Nur mal angenommen, wir hätten den Wasserbüffelblick: Dann wäre Grau supersexy. Und die Haarfarbenhersteller gingen pleite.

Die Wahrnehmung des Alterns hängt also immer auch vom Standpunkt ab. Und der kann recht unterschiedlich sein. Das sei auch eine Frage der Milieus, seufzte Steffen einmal.

Sein Schlüsselerlebnis zum Thema alt sein widerfuhr ihm schon Jahre zuvor, mit 45. Als Steffen in der Sauna mit einem deutlich Jüngeren Sex hatte, erklärte dieser anschließend: »Du, jetzt hätte ich doch gerne 50 Euro von dir.« »Es war bitter«, erzählte Steffen, »ein Wendepunkt. Man könnte auch sagen: Die 50-Euro-Grenze ist das Entscheidende, da gibt es ein Davor und ein Danach«. Steffen kennt den Terror der unumkehrbaren Abwärtsbewegungen.

Wir Frauen bekommen in unserem Restpatriarchat gerne nochmal extra eins drauf. Ich war erst 29, als ich zum ersten Mal von einem Typen den Satz hörte: »Was? Schon 29! Du hast dich aber gut gehalten!« So ging das weiter, immer der gleiche Satz, in jeder neuen Altersphase. Auch mit 50 hatte ich mich noch »gut gehalten«. Ich fühlte mich wie ein Joghurt, der sich seinem Verfallsdatum nähert. Ein Wunder, dass mir noch niemand ein rotes Schild mit Rabattpreis auf die Stirn pappen wollte.

Dabei waren Verfall und Verjüngung schon immer eng miteinander verbunden: Im alten Rom färbten die Frauen ihre grauen Haare tiefschwarz, indem sie Blutegel zusammen mit Wein und Essig in einem geschlossenen Gefäß sechs Wochen lang verwesen ließen und sich die Tinktur anschließend in die Haare schmierten.

Die Haut macht es sich im Alter nur gemütlich

Wir altern keineswegs so, dass die Haut langsam schrumpelt wie ein Apfel in der Küche. Oder austrocknet wie ein Blatt im Herbst. Diese Metaphorik aus Seniorenzeitschriften mit fallenden Herbstblättern oder welkenden Rosensträußen ist falsch. Bei uns erneuern sich die Hautzellen ein Leben lang, immer wieder, im Alter eben bloß langsamer. Mit den Jahren kopieren sich unsere Hautzellen etwas nachlässiger, und die Haut gibt sich nicht mehr so viel Mühe, Feuchtigkeit zu speichern. »Entschleunigung ist das Motto der älteren Haut«, pflegt Steffen zu sagen.

Nur Schönheitsmediziner und Kosmetikerinnen, die ihren Kram verkaufen wollen, reden von »Erschlaffung«. In Wirklichkeit macht es sich die Haut nur ein bisschen gemütlich, sie entspannt sich, als liege sie am Mittelmeer im Sonnenstuhl. Das hat sie sich auch verdient.

Die obere Hautschicht, die Hornschicht, ist sowieso mausetot, schon in der Jugend. »Wenn du Lippenstift und Lidschatten aufträgst, kannst du genauso gut Pergament bemalen, biologisch betrachtet«, hat Steffen mir mal erläutert.

Meine Freundin Britt, bildende Künstlerin, benutzte in ihrer Fotoserie »Downlifting« Porträts von Hollywoodstars aus deren verschiedenen Lebensphasen. Ein Teil der Fotos zeigte die jungen und die gelifteten Gesichter von Sophia Loren, Catherine Deneuve und Tony Curtis. Darunter hängte Britt Porträts dieser Schauspieler, auf denen sie deren Gesichter am Computer realistisch hatte altern lassen, mit Falten und Hängebacken. Eine biologische Phase, die die Stars sich selbst nicht gegönnt hatten. Eindrucksvoll. Ganz so, als habe Britt ein Geheimnis gelüftet.

Ich werfe einen Blick in den Spiegel, die großen Leuchten in Steffens Salon zaubern einen sanften Schimmer auf meine Haut. Vielleicht ist ja wirklich alles nur eine Frage der Interpretation. Was heißt hier dunkle Ringe unter den Augen? Sie sind ein Zeichen tieferen Einblicks. Und Hängelider, typisch für das Alter, gehören zu Menschen, die schon viel gesehen haben von der Welt und die ihre Augen nicht mehr aufreißen müssen wie verschreckte Kaninchen. Die Zeichen der Zeit lassen sich neu lesen.

»Goldblond für die Färbung und später Honigblond für die Tönung, wie immer«, verkündet Steffen, als er mit der angerührten Farbe kommt. Behutsam legt er mir den Umhang aus feinem dunkelblauem Baumwollstoff um die Schultern. Ich habe, wie oft bei Steffen, dieses Gefühl von freudiger Erwartung. Als würde ich in der Maske eines Theaters sitzen vor meinem großen Auftritt. »Gut siehst du heute aus«, meint Steffen. »Wie das blühende Leben.«

Lebendigkeit ist alles, lautet ein Leitsatz meines Friseurs. Das sei wichtiger als alt oder jung. Und was heißt schon Verfall? In der Gastronomie führt die Zersetzung mitunter sogar zur Veredelung, man denke nur an Blauschimmelkäse und Wein.

Guter Wein ist lange haltbar

Beim Wein redet niemand von Mindesthaltbarkeitsdaten. Im Gegenteil. Zu französischem Käse gehört französischer Wein. Vergorener Traubensatz zu zersetzter Milch. Das macht das Mahl erst richtig aromatisch. Und je älter der Wein, desto wertvoller. Mitunter legt man den Preis des Weines nach der Anzahl der Jahre fest, in denen der Rebensaft im Holzfass gegoren hat.

Steffen sucht jetzt meine Haarsträhnen sorgfältig nacheinander heraus, pinselt sie mit Farbe ein und wickelt sie dann in Folien wie Geschenke bei einem Julklapp. »Es soll natürlich wirken, so als seist du am Meer durch die Sonne spaziert«, sagt er. Und fügt hinzu: »Wir sollten aber das

Weiß nicht ganz verleugnen.« Das liebe ich an meinem Friseur: Er hat ein lässiges Verhältnis zu Weiß.

Weiße Haare können schließlich auch von Vorteil sein. Auf den Bildern in meiner Kindheit hatte der liebe Gott immer weiße Haare. Und wem vertrauen die Menschen besonders? »Einem Mann mit weißen Haaren und Bart«, erzählte mir ein Psychotherapeut. Wenn jemand mit grauen oder schlohweißen Haaren auftrete, wirke das gleich beruhigend, weise und souverän. Weiße Haare sind ein echter Berufsvorteil für Pfarrer, Psychiater, Gurus und Wissenschaftler. Was wäre das berühmte Foto von Albert Einstein ohne seinen weißen Haarschopf? Nicht halb so charismatisch. Die entscheidende Frage für die ergraute Lady in höherem Alter ist praktischer Art: Nimmt das weiße Haar die goldblonde Färbung an? Oder changiert das behandelte Haar am Ende etwa ins Gelbliche oder ins Orange?

»Du hast Glück gehabt«, meint Steffen, »das Haar nimmt die Farbe gut an.« Was auch bemerkenswert ist am Altwerden: Es gibt ganz neue Möglichkeiten, bei irgendetwas Glück zu haben.

»Goldblond ist sicher die beliebteste Farbe für Frauen ab 50« sage ich, während Steffen weiter mit Kamm, Pinsel und den knisternden Folien hantiert. Steffen lächelt milde. Wir wissen beide, dass Goldblond keine besonders mutige Lösung ist: Wer vorne mit dabei sein will im Styling, der gibt sich offensiver und lässt seine weißen Strähnen großzügig stehen. Die US-Kultautorin Susan Sonntag beispielsweise lief in höherem Alter mit einem auffälligen Farbenmix aus weißen und schwarzen Strähnen herum. Das ist gewissermaßen die feministische Form der männlichen Chefarztästhetik mit den graumelierten Schläfen. Man münzt damit die Zeichen des Alters um in Signale von Würde und Überlegenheit.

Die Foliensträhnen hat Steffen eingepackt. Jetzt ist die Haartönung dran, die er frisch zusammenrührt. »In gewisser Weise wird man im Alter farblich vielfältiger, ist doch auch interessant«, stellt er fest. »Du hast die goldblond gefärbten weißen und braunen Haare und die getönten braunen und weißen und dazwischen noch die natürlichen weißen und deine natürlichen braunen, die im Alter nochmal dunkler nachwachsen.« Die braunen Haare dunkeln tatsächlich nach im Alter, habe auch ich festgestellt. Vielleicht ist das ein letztes Aufbäumen, bevor sich die Pigmente in den wohlverdienten Ruhestand verabschieden.

Warum nicht eine schöne Ruine werden?

Mit den Folienstreifen sehe ich aus wie ein Marsmännchen, das durch unzählige Antennen auf dem Kopf versucht, den Kontakt zur Erde herzustellen. Und die Erde muss merkwürdig sein, so aus Alien-Sicht. Die Menschen tun alles, um optisch jünger zu wirken. Doch die westlichen Erdbewohner fliegen auch Tausende von Kilometern weit gen Osten in den Himalaya, um die faltigen Gesichter der Mönche dort zu bestaunen, die keine Ahnung haben von Collagen und Haarfärbemitteln, sich aber einen guten Zahnarzt wünschen.

Wir lieben jahrtausendealte Berge. Wir tragen dunklen Lack auf Holzmöbel auf, damit sie Patina bekommen. In meiner Kindheit gab es an unserem Urlaubsort in Österreich einen Bauern, der mit der Schrotflinte Löcher in alte

Holzmöbel schoss, damit die Teile nach Holzwurm aussahen. Wir kaufen alte Häuser, weil wir das romantisch finden.

Die Farbe auf meinen Haaren tut eine gute halbe Stunde ihr Werk. Später am Waschbecken zieht Steffen die Folien behutsam ab. »Was macht eigentlich die Sanierung?«, frage ich ihn. Er hat vor einem Jahr mit seinem Freund ein Fachwerkhaus in Brandenburg gekauft. Seitdem verbringen die beiden jedes Wochenende dort, entrümpeln und spachteln. »Die Feuchtigkeit ist noch nicht raus, aber wir arbeiten dran«, berichtet mein Friseur. »So ein altes Haus kann sich zur Lebensaufgabe entwickeln.« Steffen lässt das lauwarme Wasser sanft über meine Kopfhaut laufen.

Wenig später klappert er mit der Schere durch meine Strähnen. Stufen machen die Haare lebendiger. Mein Friseur schneidet kürzer als noch vor zehn Jahren. Kinnlang soll am günstigsten sein. Zu lange Haare verlängern die vertikalen Alterslinien im Gesicht, und das wollen wir ja nicht.

»Egal, in welchem Zustand sie sind: Alte Häuser haben einfach Atmosphäre«, schwärmt Steffen. »Ich habe schon als Kind auf dem Land in leer stehenden Häusern gespielt. Dieser Geruch und dieses Nachmittagslicht mit den geheimnisvollen Schatten.«

Auch ich habe schon immer Ruinen geliebt. Da flitzen Mäuse umher, auf den Steinen wächst das Moos, durch die Fenster ranken Zweige herein, Wurzeln lassen Mauern bröckeln. In England ließen Adelige sogar Schlossruinen nachbauen, um sich dort in romantischen Betrachtungen zu ergehen. »Die Mischung aus Wehmut, Erregung und Neugier, die uns beim Anblick eines verfallenen Tempels, einer alten Frau mit nur noch einem Zahn oder des Fragments eines verlorengegangenen Gedichts befällt, ruft ein ganz eigenes Gefühl hervor, das Ruinengefühl. Es ist eindeutig im Bauchbereich angesiedelt und hat dieselbe heilsame Wirkung, wie in ein Kaminfeuer zu schauen oder sanftem Wellenschlag zu lauschen«, schwärmt der niederländische Biologe und Verfallsprofi Midas Dekkers.

»Wenn dein Haus besuchbar ist, dann lade mich doch mal auf einen Wein zu euch ein«, schlage ich Steffen vor und setze nach: »Ich bringe natürlich eine Auswahl französischen Käses mit.« Es soll nicht nach Selbsteinladung klingen. »Das machen wir, wenn die großen Glaswände im Wohnzimmer drin sind«, sagt Steffen. »Da schaust du dann gen Westen in den Sonnenuntergang über die Wiesen. Es gibt nichts Friedlicheres.«

Steffen ist bei meinen Haarsträhnen rund ums Gesicht angekommen und schneidet hochkonzentriert. Wenig später streicht warmer Wind über meinen Kopf. Steffen setzt immer den Diffuser auf den Föhn, eine Art Luftverteiler. Der plustert die Haare ein bisschen auf. Ist zwar alles Fake, aber egal. Mit dem warmen Wind stellt sich ein Gefühl der Geborgenheit bei mir ein.

»Wir werden schöne Ruinen, später mal«, verkündet Steffen. Schließlich haben wir noch einige Jahrzehnte vor uns. Mit einem klugen Friseur ist das kein Problem.

In der Modeabteilung:
Rollenspiele in »Size Germany«

Styling mit 50? Ist ein Luxusproblem des Westens. Als ich vor Kurzem in Indien Urlaub gemacht habe, beneidete ich die älteren Frauen, die genau wie ihre jungen Geschlechtsgenossinnen farbenfrohe Saris mit feinen Mustern um ihre Körper drapierten.

Fünf Meter lange Stoffbahnen, durch unsichtbare Unterröcke mit Zugband gehalten und über die Schulter geworfen, umschmeicheln die Körperformen. Den Wunsch nach Schönheit delegiert man in Indien an Stoffe, Farben und Muster – und nicht an die vergängliche Haut darunter. Der Sari ist ein wirklich altersdemokratisches Kleidungsstück. Nur leider nichts für uns Westlerinnen.

»An uns sähen solche Kleidungsstücke schrill und kitschig aus«, stellt meine Freundin Britt bedauernd fest. »Das Klima, das Sonnenlicht, die Hautfarbe, das passt einfach nicht. Wir brauchen was Eigenes.«

Das ist nicht so einfach. Eine britische Tageszeitung hat unlängst infrage gestellt, ob Frauen über 50 noch schwarze Lederjacken tragen dürfen (könnte zu hart wirken), oder Kleider mit kleinem Blümchendruck (zu girliehaft), oder gar breitkrempige Hüte (zu verschroben).

Britt und ich waren neulich in einem Nobelkaufhaus in Berlin. Eigentlich gehe ich schon lange nicht mehr mit

Freundinnen gemeinsam Klamotten shoppen. In unserem Alter steht man lieber einzelkämpferisch in der Umkleidekabine und hält das Leben, den Spiegel und die Beleuchtung aus, wenn es denn sein muss. Aber ich hatte Britt im Café getroffen, und mit ihr kann man sich das trauen.

»Du musst die Sache ganz anders angehen«, sagt Britt. »Stell dir vor, dein Leben ist ein Theaterstück. Du spielst die Hauptrolle und weißt nicht, was im nächsten Akt kommt. Aber die Kostüme kannst du dir aussuchen.« Wir fahren auf der Rolltreppe nach oben in den dritten Stock. Mir fällt die schmeichelnde Beleuchtung an den Treppen auf, ein Licht, das freudige Erwartung weckt. In den Spiegeln bekommt die Haut einen schönen Bronzeton, und man sieht leicht unscharf aus, wie auf den alten Fotos in Biographien, die von bedeutsamen Frauen handeln. Der Eindruck von Unschärfe kann aber auch daher rühren, dass ich heute meine Brille nicht trage.

Die entscheidende Frage beim Styling ab 50 lautet: Was tun mit der Verdickung in der Körpermitte?

Die Burka ist auch keine Lösung

Bei Männern gestaltet sich die Lösung des Problems recht einfach: Entweder man zieht die Hose hoch über die Wampe bis zur Brust, oder man schließt die Jeans über der Hüfte und lässt den Bauch über den Hosenbund hängen. Letztere Lösung erfordert meist auch einen neuen Stil des Hemdentragens: Tunlichst steckt man das Hemd oder T-Shirt nicht mehr in den Hosenbund, sondern lässt es locker über die Wampe hängen, in der Hoffnung, sie so etwas zu verstecken.

Frauen stehen vor einem komplexeren Stylingproblem. Was soll frau tun: sich ins Sportliche flüchten und nur noch Kapuzensweatshirts zu Jeans anziehen? Weiter hautenge T-Shirts mit viel Stretch tragen? Auf weites, flatterndes Leinen umsteigen, sich in schwingende Midiröcke wagen und auf Natur machen? Matrose oder Matrone?

Meine Freundin Suse, 50, hat in einer ihrer depressiven Phasen behauptet, in ihrem Alter erkenne sie den wahren Wert der Burka. Wenn sich alle verhüllten, wäre es wurscht, wie man aussieht. Es gäbe zwischen den Frauen keine öffentlichen Konkurrenzkämpfe mehr um schmale Taillen und schlanke Beine. Das wäre doch eine riesige Entlastung. Suse hatte einen Beitrag dazu in ihrem Frauenblog geschrieben und für ihr Lob der Burka empörte Kommentare kassiert. Was zu weit geht, geht zu weit.

Dabei können wir uns trösten: Dicker zu werden ist nicht nur eine Frage des Alters, sondern eine Volksbewegung. Die Frauen legten in den vergangenen 15 Jahren im Durchschnitt um 4,1 Zentimeter im Taillenumfang zu, die Männer sogar noch mehr. Das Textilforschungszentrum Hohenstein Institute in Bönnigheim hat die neuen Werte in einer Reihenmessung festgestellt und »Size Germany« genannt.

Die Bekleidungsindustrie hat auf die neuen Maße reagiert und schneidert jetzt fülliger – bei gleicher Größenangabe. Man kann neuerdings wieder die Größe kaufen, aus der man schon vor zehn Jahren herausgewachsen war. Ist Ihnen auch schon aufgefallen, dass Sie jetzt bei manchen Markenherstellern wieder in eine Bluse Größe 38 passen, während Sie vorher immer mit Größe 40 nach Hause gegangen sind?

Mit einem wissenden Lächeln habe ich mir neulich ein knallviolettes T-Shirt in 38 gekauft. »Size Germany«, murmelte ich auf dem Weg zur Kasse vor mich hin. Die Verkäuferin, wahrscheinlich noch in Zeiten der Magermodels gecastet, verfiel sofort in ein Lamento, wie schwer es inzwischen für die ganz Schlanken sei, noch was Passendes zu finden. »Bei den Dünnen schlabbert jetzt alles«, klagte sie. Es war ein schönes Gefühl, plötzlich zu den Gewinnern im Modezirkus zu gehören.

Dabei haben die Modelabels schon immer gerne gemogelt. Firmen, die als Zielgruppe ältere betuchte Kundinnen haben, schneiderten auch früher schon großzügiger und verkauften eine 42 schon mal als 40. »Vanity Sizing«, »Schummelgrößen«, nannte man das. Wobei es auch umgekehrt sein kann: Labels, die sich dezidiert an Teenager wenden, schneidern ihre Taillen und Armlöcher so eng, dass Frauen meiner Altersgruppe selbstmordgefährdet aus dem Laden wanken, weil ihnen nichts mehr passt. Auch das ist gewollt.

Inzwischen hat uns die Rolltreppe ans Ziel gebracht: dritter Stock, Damenbekleidung. An den Ständern hängt viel Grau und Schwarz, in Indien wäre dieses Farbangebot chancenlos. Dieses Jahr sind als Kontrastfarbe Lila und Knallrot angesagt. Merkwürdigerweise einigen sich die Textilhersteller oft auf Trendfarben, die mir absolut nicht stehen. Auf den Tischen liegen Berge von Jeanshosen mit Namen wie »Angela«, »Desiree« oder »Nina«, je nach Schnitt und Weite.

Hosen müssen die richtige Architektur haben

»Schlaghosen machen eine gute Figur«, meint Britt und lädt sich »Angela« und »Nina« auf den Arm. Sie verschwindet in der Umkleidekabine und steht kurz danach wieder vor mir, in einer seidig schimmernden dunklen Hose. Es stimmt: Das ausgestellte Bein unten und die schmalen Knie gleichen auch breitere Hüften optisch aus und ergeben eine anmutige Linie. Schlaghosen sind das Richtige für Frauen jenseits der 50, architektonisch gesehen.

Aber in diesem Jahr sind wieder Röhrenhosen »in«. »Schlag ist die Mode vom vorletzten Jahr«, wende ich ein. »Schlag ist aus den 70er Jahren«, versetzt Britt. »Die Schlagmode vom letzten Jahr war schon retro.«

Mit 55 hat man eine Menge Retros durchgemacht. Zweimal habe ich die Wiederkehr von Schuhen mit Plateausohlen erlebt. Dann machten wir nach Jahren mit »Karotten« und dem ersten Retro der »Röhren« – die »Röhren« hatte es schon in den 50ern gegeben – das erste Comeback der Schlaghosen durch, das jetzt schon wieder vorbei sein soll, weil sich inzwischen topaktuelle Röhrenjeans auf den Tischen in den Kaufhäusern stapeln. Auch die Marlene-Hosen mit ihren weiten Beinen verbreiten einen Hauch von Schlag. Marlene-Hosen sind der x-te Retro der 30er Jahre.

Es kommt alles zurück, wenn man lange genug wartet. Die Parkas meiner Jugendzeit begegnen mir heute wieder, allerdings sind sie inzwischen aus Seide und haben schimmernde Webpelzkragen. Und dann erst das Rauf und Runter der Mini- und Midiröcke in all den Jahren – angeblich hat das auch mit der Konjunktur zu tun. Wenn die Wirtschaft gut läuft, werden die Röcke kürzer, weil die Frauen sich besonders sexy geben, heißt es.

Mit 45 war ich wild entschlossen, in meinem Leben keine Schlaghosen mehr anzuziehen. »Wir können uns doch nicht in den Look unserer Teenagerzeit zwängen«, klagte ich damals gegenüber Britt. Aber ich hielt nicht durch, die Schlaghose »Bonnie« bekehrte mich.

»Die Frage ist doch, ob die alten Looks für uns noch funktionieren, rein ästhetisch«, reißt mich Britt aus meinen Gedanken. »Wie wäre es zum Beispiel mit dem Hippielook?« Sie hat sich der Schlaghose entledigt und ist in einen langen grünen Baumwollrock mit rotem Saum gestiegen, an dem ein Schild mit Sonderpreis baumelt. Das Teil hing am Ständer mit den Auslaufmodellen vom Sommer. Zum Rock zieht sie eine weite, orangefarbene Bluse aus dünnem Stoff mit kleinen Blümchenstickereien an. Eine Verkäuferin wirft uns misstrauische Blicke zu. Zwei Frauen Mitte 50, die zu viele Klamotten anprobieren und scheinbar nicht wissen, was sie wollen, fallen auf.

Als »verspielt« würde Britts Blümchenbluse wohl in einem Versandkatalog bezeichnet. Das Problem ist nur: Verspielt passt nicht so recht zu Britt mit ihren kinnlangen rotbraunen Haaren und dem inzwischen scharfkantigen Gesicht, dessen Altersschwellen unter den Augen ich eigentlich mag.

Extreme Sachen sind heikel im Alter, wobei es auch eine Frage des regionalen Standpunkts ist, was man unter »extrem« versteht. Neulich zum Beispiel habe ich ein Dirndl anprobiert. So ist das nun mal, wenn man als

Berlinerin Verwandte in München hat, die zum Oktoberfest gehen. An manchen Frauen sehen Dirndl schon gut aus. Ach na ja, vielleicht will man auch mal was richtig Weibliches.

Das Problem offenbarte sich mir, als ich im Dirndl im Laden stand: Das geschnürte Mieder quetschte den Bauch unbarmherzig ein. So was kann man nur im Bierrausch ertragen. Und so adrett die gerüschte Bluse auch war – dass der Busen nach oben herausquillt, ist schon ungewohnt. Das Wort »drall« kam mir in den Sinn, als ich mich im Dirndl im Spiegel musterte. Man kann sich selbst fremd werden im falschen Outfit.

»Hippie funktioniert nicht mehr in unserem Alter«, sagt Britt und hängt den langen grünen Rock und die Bluse zurück. »Vielleicht probieren wir doch eher mal den klassischen Look.«

Termin mit der Chefin

Ich verschwinde mit ein paar Teilen in der Kabine. Wenige Minuten später stehe ich in einem Kostüm vor dem Spiegel. Es besteht aus einem knielangen Rock und einem hüftlangen, taillierten Blazer in Weinrot, genauer gesagt in Burgunder. Darunter habe ich eine cremefarbene Bluse aus Seide gezogen. Ein eindeutig weibliches Outfit. Doch der Anblick verunsichert mich. Ich sehe in dem Kostüm aus wie eine Chefsekretärin kurz vor dem Vorruhestand. Nicht wie jemand, der geliebt oder bewundert wird oder irgendeine Chance auf eine Hauptrolle hat.

»Wirkt matronenhaft«, sage ich. »Matrone war früher keine Beleidigung«, belehrt mich Britt, die einen Blick aus ihrer Umkleidekabine auf mich wirft. »Matrone« komme aus dem Lateinischen und bedeute so viel wie ehrbare Frau, Mutter, Respektsperson. »In dem Ensemble könntest du eine Chefin sein, die nach dem Tode ihres Mannes die Leitung eines mittelständischen Handwerksbetriebs übernommen hat«, schlägt sie vor. »Was glaubst du, wie zuvorkommend die männlichen Angestellten dann wären? Die würden dir zu Füßen liegen.«

Kostüme können aber auch gefährlich sein in unserem Alter. Angela Merkel bekam eine hämische Presse in ihrer Zeit, bevor sie Bundeskanzlerin wurde. Damals trat sie in Kostümen auf Auslandsreisen auf und wirkte neben den männlichen Politikern nicht wie eine Führungskraft, sondern wie eine biedere Hausfrau. Deutschland war nicht reif für eine Chefin im Bundeskanzleramt. Und Merkel brauchte ein anderes Image.

»Komm, wir probieren Hosenanzüge«, sagt Britt. »Wir versuchen was Neutrales.« Ich schäle mich aus Rock, Jacke und Bluse und hänge die Sachen wieder zurück. Die Verkäuferin tritt auf uns zu: »Suchen Sie etwas Bestimmtes?« Ich fühle mich sofort schuldig. »Wir suchen eher etwas Unbestimmtes«, gibt Britt freundlich zurück, »zum Beispiel Hosenanzüge.«

Hosenanzüge. Der Pariser Modemacher Karl Lagerfeld schwärmte von älteren Frauen in Hosenanzügen. Das sehe doch toll aus. Eine Frau solle ab 40 nicht mehr die Ellbogen und ab 50 nicht mehr die Knie entblößen. Oder war es umgekehrt?

Britt hat sich alsbald in einen Armani-Hosenanzug verpackt, ich steige in ein Hosenensemble von Boss. Ich fühle mich ein bisschen so, als würde ich in der Lounge eines Luxushotels herumlungern, ohne dort jemals als zahlender Gast absteigen zu wollen. Wir sind ganz offensichtlich nur Frauen, die sich verkleiden, keine zahlungskräftigen Kundinnen. Kein Wunder, dass die Verkäuferin in fühlbarer Nähe bleibt.

Doch die Schneider des Designeranzugs hatten Mitgefühl, das spüre ich. Kein einschnürender Taillenbund, schließlich sitzt man lang an einem Zehnstundentag. Und den braucht man auch, um sich so einen Anzug leisten zu können. Der zurückhaltend taillierte Blazer fällt elegant über die Hose aus edlem Stoff, das Ganze in leicht changierendem Dunkelgrau. Cool. Elegant. Das ist ein Ausweg aus dem Kleidungsdilemma älterer Frauen: Wir fliehen in die männliche Semiotik. Seit sie Bundeskanzlerin ist, trägt auch Angela Merkel nur noch Hosenanzug. In »Size Germany« versteht sich.

Doch unser Outfit stimmt immer noch nicht: Britt und ich wirken in unseren Anzügen wie zwei PR-Frauen, die sich auf einem Wirtschaftskongress getroffen haben. Das Label »Berufskleidung« klebt an uns. So sehen Karrieredamen aus, die sehr viel privates Geld für ihre Uniform ausgeben, um sich im Job halten zu können.

Sportlich macht schlank

»Sechs Stunden Hosenanzug ertrage ich«, sage ich zu Britt. »Aber dann brauche ich sofort eine Kapuzensweatjacke.« Wir steuern die Ecke mit Sport- und Freizeitkleidung an.

Als Nächstes blickt mir eine wind- und wetterfeste Sportskanone aus dem Spiegel entgegen. Ich trage einen marineblauen Matrosenpullover aus kaschmirveredelter Schurwolle und dazu eine Jeans in Dreiviertellänge, die meine hellbraunen Mokassins vorteilhaft ergänzen. Ich sehe aus wie eine Weltumseglerin in ihren Fünfzigern, die im Einhandbetrieb ihr Boot steuert, während sie mit der anderen Hand ihre Biographie über ihr aufregendes Globetrotterleben schreibt. Titel: »Hart am Wind«.

»Sportlich macht nicht dick, das muss man zugeben«, sagt Britt, »und es sieht nach Energie und draußen aus, nicht nach Sahnetorte und Kaffeetrinken am Nachmittag.« Stimmt. Der Punkt ist nur: Ich habe schon einen Matrosenpullover. Und das große Risiko der Frau über 50, so belehrte mich eine Modekolumnistin, liege darin, dass Frauen in diesem Alter zu viele Matrosen- und Rollkragenpullover besitzen, meist in Blau oder Dunkelgrau. Dann sieht der klassisch-sportliche Look plötzlich nach Langeweile aus, nach Feigheit, nach Anpassung und nach Abschied vom Sex, und niemand denkt mehr an Leidenschaft und Abenteuer.

Also wieder raus aus der Abteilung mit der Freizeitkleidung. Es wäre ja auch zu einfach. »Vielleicht sollten wir es mal mit weiblicher Eleganz versuchen«, schlägt Britt vor. Sagt's und verschwindet mit einem Designerstück in der Kabine, einem Etuikleid ohne Ärmel. Als »körpernah« bezeichnen Designer diese Passform.

Die Passform ist ja nicht unwichtig. Für Frauen in höherem Alter spielen die »körperumspielenden«, »figurbetonten« oder »körpernahen« Schnitte die wichtigste Rolle. Ziel dabei ist, dass noch eine Taille zu erkennen ist, ohne dass der Stoff über der Hüfte und am Bauch spannt. Es ist eine Gratwanderung.

»Könnte ich so auf einen Abendempfang gehen oder nicht?«, fragt Britt, als sie vor mir steht. Das dunkelgrüne ärmellose Kleid wirkt schlicht und elegant, zeichnet eine weibliche Figur und passt gut zu ihren rotbraunen Haaren. »Sieht schon gut aus«, kommentiere ich vage. Das Kleid würde mir jedoch Stress machen, wenn ich ehrlich bin. In diesem Kleid muss man den Bauch einziehen und Haltung bewahren. Und Lagerfeld würde nörgeln, dass Britt die Ellbogen darin entblößt.

»Ich bräuchte für so ein Kleid wohl eine dieser Bauchquetschunterhosen«, meint Britt, »und High Heels.« Ein Etuikleid erfordert die Bereitschaft, zu Hilfsmitteln zu greifen, die den Körper in Form bringen und das Bein strecken. Wobei ich mich immer frage, wo das Fett hingeht, das die Kompressionsunterwäsche wegdrückt. Wird der Speck in die Eingeweide hineingeschoben oder nur weiträumig auf der Bauchpartie verteilt wie Eierkuchenteig, der in der Pfanne verläuft?

Britt wirkt in dem Kleid wie die Gastgeberin eines Abendempfangs, die an den nackten Armen friert, während sie Smalltalk macht und am Champagner nippt. Man fragt sich bei so viel Schutzlosigkeit, wo eigentlich der Ehemann steckt. Britts Ehemann ist vor vier Jahren nach schwerer Krankheit gestorben. Sie kommt aber gut allein zurecht.

900 Euro kostet das Designerstück. »Für so ein Kleid braucht man einen passenden Anlass«, sagt Britt. Doch wann gehen wir auf festliche Empfänge oder geben selbst

eine Dinnerparty? Eher selten. Wo doch bei unseren Freundinnen und Freunden alle Hochzeiten längst gelaufen sind und Scheidungen keinen Grund bieten für festliche Einladungen, auf denen sich ärmellose Etuikleider gut machen. Und zu Britts Kunstabenden kommen auch schon mal Leute, die wissen, wie ein Jobcenter von innen aussieht.

»Kleidungsstücke sollten nicht verunsichern, sondern gute Gefühle wachrufen«, verkünde ich. Aus den Augenwinkeln sehe ich, dass uns jetzt sogar schon zwei Verkäuferinnen misstrauisch beäugen. Ohne Britt hätte ich mich das hier nie getraut.

Erinnerungen in Samt

Britt hängt das Kleid wieder zurück. Auf einem Ständer an der Wand habe ich Samtjacken in Grün, Grau und Dunkelrot entdeckt, die sich nicht an das Trendfarbendiktat halten. Schlichte Stücke sind es, leicht tailliert, mit einem Riegel im Rücken.

Eine ähnliche Samtjacke habe ich mit Mitte 20 getragen, als ich verliebt mit Markus in Berlin durch die Kneipen gezogen bin. Das Leben entfaltete sich damals vor mir wie ein frischgewaschenes Tischtuch. Eine solche Jacke in Flaschengrün, stelle ich gleich fest, sieht an mir immer noch ziemlich gut aus. Lässt eine Taille erkennen. Passt gut zu Jeans. Größe 38 reicht, dank Size Germany. »Steht dir«, findet auch Britt. »Nimm sie mit.«

Britt trägt die Hose mit Schlag, die sie zu allererst anprobiert hat, zur Kasse. Das Stück gibt es sogar zum Rabattpreis. Ich bezahle die Samtjacke. Weiß der Teufel, wie oft ich das Stück anziehen werde. Aber heute schenkt sie mir ein Gefühl von Geborgenheit. Kleidungsstücke sollten seelische Anker für uns sein in den späteren Jahren. Sie haben mit unserer Geschichte zu tun. Nur was auch gute Gefühle auslöst, wird genommen. In Size Germany, selbstverständlich.

Partnersuche via Internet:
Vom Forstarbeiter in Angermünde

Flirten mit 50! Was das betrifft, sollten Frauen rational werden, behauptet meine Freundin Suse an einem Winterabend bei Doris. »Es ist alles eine Frage der Ökonomie«, meint Suse. »Es geht um Angebot und Nachfrage. Bildet euch bloß nicht ein, dass ihr euch von den Marktgesetzen lösen könnt, weil die Liebe was ganz Persönliches ist. Die Liebe ist unpersönlich. Jedenfalls ziemlich oft.«

Wir sitzen im Arbeitszimmer von Suses Freundin Doris vor dem PC. Es gibt Tee und Lebkuchen. Suse trägt eine Kapuzensweatjacke mit dem Aufdruck »Bad Girl«, die ihre Tochter ihr geschenkt hat. Die Jacke ist eigentlich ein bisschen schräg für eine 50-Jährige. Aber Suse will heute offenbar seelisch abtauchen.

Suse, im Brotberuf PR-Gestalterin, hatte in der Woche zuvor einen Internetauftritt und einen Flyer entworfen, mit denen ein Veranstalter für Single-Reisen wirbt. Sie hatte mir die Texte vorgelesen. Darin pries sie den kommunikativen Vorteil von Achtertischen im Speisesaal und das »zwanglose Programm«, durch das man »leichter zueinanderfindet.« Ich fand, sie hatte den Slogan »Alles kann, nichts muss« als Motto der Single-Reisen ein wenig überstrapaziert. Aber Suse war der Meinung, es dürfe auf keinen Fall nach Verpflichtung klingen.

Suse versicherte in ihrem Text, dass der Veranstalter auf ein »ausgewogenes Geschlechterverhältnis achte«. Die größte Altersgruppe der Singles liege zwischen 30 und 50 Jahren. Es gibt allerdings auch eine »Gruppe 50 plus« mit besonderen Reisen. Bei dieser Altersgruppe könne man leider ein »ausgewogenes Geschlechterverhältnis nicht garantieren«, textete Suse auf Anweisung ihres Auftraggebers. In dieser Gruppe reisen erfahrungsgemäß mehr Frauen mit.

Auf meine Nachfrage erklärte mir Suse, dass es durchaus Überlegungen gebe, gesunde Herren höheren Alters zum Rabattpreis auf Kreuzfahrtschiffen mitreisen zu lassen, um den Männermangel auszugleichen. Ich musste an die Jungs in meiner Jugendzeit denken, die gratis an Tanzkursen teilnehmen konnten, weil es zu viele Mädchen gab. So kehren die Verhältnisse der Jugend im Alter zurück.

Aber die Rabattidee für Männer sei heikel, und außerdem wollten die Männer garantiert nicht vor den Frauen als Billigreisende dastehen, wenn das rauskäme, erklärte mir Suse. Deshalb hatte der Single-Veranstalter die Idee mit dem Sonderpreis für ältere, distinguierte Herren wieder fallenlassen.

Suses Freundin Doris will von ungünstigen Zahlenverhältnissen heute Abend nichts wissen. Doris hat angekündigt, es doch mal mit der Partnersuche über das Internet zu probieren. »Partnersuche passt zur Winterzeit«, behauptet Doris.

Suse kennt Doris noch aus alten WG-Zeiten. Wir haben sie an diesem Sonntagnachmittag am Stadtrand von Berlin besucht, nach einer kleinen Langlaufskitour über die

Brandenburger Felder. Normalerweise kommen wir nicht hier raus. Aber schon im Dezember war Schnee gefallen, und Suse und ich hatten uns dick eingepackt und waren mit unseren Langlaufskiern losgezogen.

Wir hatten versucht, auf den Feldern hinter Hermsdorf eine selbst gemachte Loipe durch das Gelände zu ziehen. Ich schlug vor, ein riesengroßes Herz mit unseren Skiern in den Schnee zu stapfen. Aber ich glaube, es wurde eher eine angedatschte Apfelsine daraus. Suse schlurfte nur so nach Gefühl vorneweg, und wir hatten keine Draufsicht auf unsere großräumige Spur. »Wir bräuchten die Perspektive von oben«, meinte Suse. »Aber die haben wir leider nicht.«

»Bin technisch sehr interessiert«

In Doris' Erdgeschosswohnung ist es schön warm, und sie hat uns Zimttee mit Vanillearoma gekocht. Doris möchte sich bei einer Vermittlungsagentur anmelden, die mit dem nicht gerade originellen Spruch wirbt: »Finden Sie den Partner, der genau zu Ihnen passt!« Wir wollen ihr dabei helfen, sich durch den angeblich psychologisch fundierten Persönlichkeitstest für die Aufnahme bei der Agentur zu arbeiten. »Ich sehe es eher als Spiel«, sagt Doris. Glauben wir ihr natürlich nicht.

Um als Mitglied bei der Datingagentur registriert zu werden, muss man einen Fragebogen durchgehen. Basierend auf diesem Persönlichkeitsprofil findet der Computer dann angeblich genau die möglichen Partner, mit denen es sich prima leben ließe. Ein »komplizierter Algorithmus« wähle diese Männer oder Frauen aus, wirbt die Agentur.

Die Prozedur erweckt den Eindruck, es stünden Tausende von Männern zur Verfügung. So viele, dass man ein verfeinertes Verfahren, den komplizierten Algorithmus eben, brauche, um nur ja keine Zeit mit den zahllosen falschen Kandidaten zu verschwenden, die einem die Tür einrennen beziehungsweise das Mailfach blockieren, obwohl sie doch laut psychologischer Forschung überhaupt nicht zu einem passen.

Doris weiß – wie ich – wohl nicht so genau, was ein Algorithmus ist. Sie ist Anfang 50, brünett, sportlich, hat ein Kinn wie Sigourney Weaver, ein Akkordeon und freundliche Nachbarn in ihrem Mietshaus. Sie hat sich in den vergangenen Jahren nicht sonderlich um die Partnersuche gekümmert. Ihr stressiger Job als Physiotherapeutin erfordert am Wochenende viel Erholung, und im Sportcenter lernt man nicht unbedingt neue Männer kennen. »Ich bin eigentlich nicht auf dem Markt«, hat Doris mal gesagt. »Das kann auch recht entspannend sein. Man hat sozusagen frei.« Eine nette Formulierung.

Doris zählt zu den Menschen, die nur einmal in der Woche in ihr E-Mail-Postfach schauen und lieber mit ihren Bekannten ausführlich über Festnetz telefonieren, als sich nur noch Mails zu senden. Doris schreibt auch noch Grußkarten zu Weihnachten.

Doch eine Bekannte hatte ihr von der Partnersuche im Internet vorgeschwärmt. Die Frau habe über eine Internetplattform einen Maschinenbauingenieur im Frühruhestand kennen gelernt, berichtet Doris. Der Trick sei wohl gewesen, dass die Bekannte in ihr Profil geschrieben hatte: »Bin technisch sehr interessiert.« Die beiden kannten sich erst kurz, da schenkte sie dem Mann zum Geburtstag einen Gutschein für zwei Stunden Baggerfahren. So was kann man bei einer Eventagentur buchen: zwei Stunden Schaufeln in einer Kiesgrube in Brandenburg, mit Anleitung und der anschließenden Überreichung des Baggerführerscheins.

Die Dame erfüllte ihrer neuen Bekanntschaft damit offenbar einen Jungentraum. Er baggerte begeistert, und seine Begleiterin stieg dann auch ein in das schwere Gerät. »Da hat es dann wohl so richtig zwischen den beiden gefunkt«, erzählte Doris.

Nur handgeprüfte Mitglieder

Doris strahlt den Charme der Unschuldigen aus, als sie sich an den Persönlichkeitstest der Partnervermittlung macht. »Der Fragebogen soll nur 20 Minuten dauern«, erklärt sie. »Das halten wir durch.« Wer den unentgeltlichen Test gemacht hat, gilt automatisch als Mitglied. Nur »handgeprüfte Mitgliederprofile« – damit wirbt die Agentur auf ihrer Website. »Handgeprüft! Wäre mal interessant zu wissen, wer da mit welcher Hand was geprüft hat«, bemerkt Suse. »Hat das was mit handverlesen zu tun? Oder eher mit handgefertigt, wie bei hochwertigen Trüffelpralinen?« Auf jeden Fall fühlt man sich gleich ganz exklusiv.

Doris ist schon bei den ersten Fragen, nun wird es wissenschaftlich. Eine Frage lautet: »Angenommen Sie sind zusammen mit Ihrem Partner zur Party eines Bekannten eingeladen. Von der Vorfreude mal abgesehen: Welche Gedanken gehen Ihnen am ehesten durch den Kopf?
a) Ich lege Wert darauf, einen guten Eindruck zu machen.
b) Ist es in Ordnung für die Gastgeber, dass wir nur Pralinen

(Wein, Blumen etc.) mitbringen? c) Ich gehe nur auf Partys, weil mein Partner das möchte. d) Ich kümmere mich nicht stundenlang um mein Outfit. Hauptsache, es ist bequem.«

»Eigentlich trifft nichts davon auf mich zu«, meint Doris. »Mich interessiert vor allem, wer da so kommt auf die Party.« Aber dieser Satz ist bei den Antwortvorgaben nicht dabei. Doris muss irgendwas ankreuzen, sonst kommt sie nicht weiter. Vielleicht das mit dem Wein und den Pralinen. Obwohl Frauen um die 50 eigentlich grundsätzlich keine Pralinen mehr zu Einladungen mitbringen, wegen der Kalorien. Welcher Psychologe denkt sich solche Fragen eigentlich aus?

Mir fällt die Männersuche von Marlene ein, einer Bekannten meiner Freundin Britt. Marlene, 45 Jahre alt, von Beruf Hundetrainerin und mit wilden Locken gesegnet, hätte gar nicht die Geduld gehabt für solche psychologisch ausgefeilten Fragen zu Wein und Pralinen. Marlene hat ihren eigenen, gewissermaßen unakademischen Stil der Männersuche. Sie besaß doch tatsächlich die Chuzpe und gab in einer Berliner Stadtzeitung folgende Anzeige auf: »Powerfrau, 44, sucht Mann.« Dazu nannte sie ihre Körpermaße, an deren genaue Werte ich mich nicht mehr erinnere.

Obwohl sie der Anzeige keine weiteren Persönlichkeitsmerkmale hinzufügte, erhielt sie 30 Zuschriften von Männern und war eine Zeitlang gut beschäftigt, diese in verschiedenen Varianten abzuarbeiten. Übrig blieb ein leidenschaftliches Verhältnis mit einem verheirateten spanischen Familienvater, das inzwischen aber schon wieder beendet ist. Marlene hat im Leben schon immer die Abkürzung genommen. Das kann gut sein oder auch nicht.

Frauen, die in bildungsbürgerlichen Zeitungen Suchtexte dichten wie: »Sensible Akademikerin, attraktiv in Jeans und im Abendkleid, jünger aussehend, sucht männliches Pendant für Kunst und Kultur« erzeugten auf Marlenes Lippen nur ein verächtliches Lächeln. »Die benutzen nur Klischees, obwohl sie so gebildet tun«, sagte sie einmal. »Das sind Verliererinnen.«

Doris reißt mich aus meinen Gedanken. »Sind das hier Fangfragen oder was?«, fragt sie ratlos. Ich nippe am Zimttee und rücke etwas näher an den PC heran. Doris ist im Fragebogen beim nächsten Punkt angekommen: »Warum, glauben Sie, haben Sie bislang den richtigen Partner noch nicht gefunden? Antworten: a) Ich habe feste Vorstellungen von meinem künftigen Partner. b) Ich war innerlich noch nicht bereit für eine feste Beziehung. c) Ich tue mich schwer, mit Menschen ein Gespräch anzufangen. d) Es mangelte bei meinem Lebensstil bisher an Gelegenheiten, engere Kontakte zu knüpfen.

Die alte Rechnung vom Männermangel

»Mangelnde Gelegenheiten«, höhnt Suse. »Damit verhohnepipelt man nur die Frauen. Es ist doch keine Frage der Gelegenheiten. Es ist eine Frage des Marktes!« Suse ist heute düster gestimmt. Sie futtert schon das dritte Lebkuchenherz aus der Süßigkeitenschale, die uns Doris hingestellt hat.

Suse betreibt in ihrer Freizeit, also meistens nachts, im Internet unter dem Pseudonym »Bad Girl« einen persönlichen Blog. Der Blog hat den Anspruch »den Finger in die Wunden unserer Gesellschaft zu legen«, aber ich bin mir nicht sicher, ob das zutrifft. Suse machte in ihrem Blog eines Nachts die schon oft gehörte Rechnung vom Männermangel auf.

Die Rechnung geht so: In den Metropolen ballen sich die hochgebildeten älteren Frauen und finden keine Männer, weil die hochgebildeten, älteren Herren vor Ort eher junge Damen bevorzugen. Deshalb bleiben auf dem Partnerschaftsmarkt am oberen Ende die älteren Akademikerfrauen übrig. Am unteren Ende finden die Männer mit eher geringer Bildung aus der Provinz keine Partnerinnen mehr. Denn die jungen Frauen ziehen lieber in die Metropolen, um dort mit den hochgebildeten, wohlhabenden, älteren Herrn ein Verhältnis anzufangen, und so weiter und so fort.

Für diese Rechnungen gibt es Belege. So haben Forscher an der Universität Bamberg herausgefunden, dass gebildete Frauen möglichst gleich oder höher gebildete Männer wollen. Dieses Beuteschema ist ein Riesenproblem für die Damen und überhaupt mit schuld an dem ganzen Singletum, weil es nun mal nicht genug ältere Akademiker gibt, die auf gleichaltrige Frauen stehen. So weit die Theorie.

Nach dieser Theorie sitzt die geschiedene Ärztin Mitte 50, die zweimal die Woche ins Fitnessstudio geht, genauso allein in ihrer Luxusdachgeschosswohnung in Hamburg wie der 40-jährige von Arbeitslosigkeit bedrohte Forstarbeiter mit Bandscheibenproblemen in seiner Mietwohnung in Angermünde. Sie bleiben beide einsam, und angeblich hat das auch mit den Regeln der Evolutionsbiologie zu tun. Eine tragische Geschichte. Eigentlich auch ein Plot für eine romantische Komödie, wenn die beiden zueinanderfinden könnten, die reife Ärztin und der jüngere Forstarbeiter. Aus so etwas könnte man Weltliteratur stricken, Lady Chatterley lässt grüßen.

Doch Suse sieht das anders. Sie hat in ihrem Blog gegen diese Verhältnisse gewettert: »Ist es denn zu fassen, dass wir die schlimmste, die letzte Erniedrigung als Frauen erleben? Wir sind zu schlau und zu viele geworden, und wir leben auch noch lang. Und jetzt sollen wir im Alter demütig um ein bisschen männliche Aufmerksamkeit betteln, weil es keine Partner mehr gibt für uns? Das kann es nicht sein!«

Suse erhielt jede Menge Zustimmung in ihrem Blog. Bis auf den Kommentar einer Teilnehmerin, die sich unter dem Pseudonym »Unerhört« zu Wort meldete: »Ist es nicht an der Zeit, dass wir unsere Kriterien der Männerwahl mal überprüfen? Erst recht, wenn wir über 50 sind, eh keine Kinder mehr kriegen und es doch wurschtegal ist, ob unsere Partner irgendwie evolutionsbiologisch korrekt, also groß, schlank, superschlau und gut betucht sind? Wir brauchen keine Vererber mehr! Geht es nicht auch ein bisschen kleiner?«

Ladies who like short men

Frau »Unerhört« schlug vor, eine Initiative zu gründen mit dem Titel »Ladies who like short men«. »Klickt einfach die Profile von Männern an, die kleiner sind als 1,70 Meter«, riet »Unerhört« »und ihr werdet Wunder erleben!« Tatsächlich habe ich schon öfter vernommen, dass Frauen im Internet gleich die Männer wegklicken, die eher kurz gewachsen sind.

Doris ist beim Persönlichkeitstest bei der Frage der Kriterien angekommen. »Was könnte Sie am ehesten an einem Partner interessieren? a) welche Bildung und welchen Beruf er hat, b) seine finanzielle Situation, c) Warmherzigkeit, d) seine äußere Erscheinung, e) Gesundheit und Vitalität.« Doris kreuzt »Warmherzigkeit« an. »Wie wahrscheinlich jede Frau«, seufzt sie. Dann markiert sie noch »welche Bildung und welchen Beruf er hat«.

»Klingt alles so oberflächlich«, klagt Doris. »Ich würde auch einen Mann mit wenig Geld nehmen, wenn er ein Instrument spielt, allerdings nicht unbedingt Gitarre.« Doch solche Unterpunkte sind nicht vorgesehen im psychologischen Profil.

Suse hört gar nicht richtig hin. »Partnersuche ist für Frauen in großen Städten wie die Reise nach Jerusalem: Gibt es ein paar Männer zu wenig, herrscht sofort ein Riesengedränge bei den Frauen«, behauptet sie und nimmt sich einen Schokoladennikolaus aus der Schale. Die Lebkuchenherzen sind alle.

Wenn auf acht bindungswillige Männer in den Metropolen zehn suchende Frauen kämen, dann erzeuge das für die Ladys großen Stress, rechnet Suse vor. Die Männer könnten dann nämlich lässig die Beine auf den Tisch legen und eine wählerische Miene aufsetzen, während die Frauen konkurrieren müssten bis zur letzten Botoxampulle.

Suse kann einen mit dieser Mann-Frau-Sache wirklich so herunterziehen, dass man sich wünscht, mit ein paar guten Freundinnen an den Polarkreis zu ziehen und einen Schlittenhundeverleih aufzumachen. Dort wäre es dann genauso kalt wie in Suses Betrachtungen, aber wenigstens romantisch unter Sternenhimmel und auf Schneegeglitzer. Suse reagiert allerdings auch aus persönlichen Gründen auf dieses Thema so sensibel.

Der persönliche Grund ist die ehemalige, 30-jährige Nachwuchskraft im Architekturbüro von Jürgen, Suses Mann. Suse hatte immer von der »Praktikantin« gesprochen, was aber nicht stimmte. Anke hatte ihr Architekturstudium bereits abgeschlossen, bevor sie die Affäre mit Jürgen begann. Das Verhältnis dauerte nur kurz und ist schon eine Weile her. Doch Anke bleibt unvergessen.

»Es bringt nichts, sich ständig über die Männer aufzuregen«, werfe ich ein. »Die Frage ist doch: Würden wir auch einen kleinen Mann mit Wampe und Glatze in unserem Alter nehmen, der in Gesellschaft manchmal die falschen Witze reißt?« Meine Freundin Theresa hat so einen Mann, der beim Speeddating garantiert durchfiele. Günther, Abteilungsleiter in einem Pharmaunternehmen, hat einen eigenartigen Humor, redet oft zu laut und ist eher klein und dicklich, aber belesen, freundlich und ein toller Vater. Die beiden sind schon seit 20 Jahren zusammen.

Doris ist inzwischen im Persönlichkeitstest bei den Grafiken angekommen, den Kreisen, Mustern, Blumen. Fühlt sie sich eher zu der Grafik hingezogen, die aussieht wie ein Labyrinth, oder bevorzugt sie jene, die wirkt wie ein Spinnennetz? »Labyrinth ist nicht so gruselig«, sagt Doris. Ich finde das Spinnennetz auch bedrohlicher. Würde ich einen Mann ablehnen, der sich zu Spinnen hingezogen fühlt? Hm. Das käme auf die Umstände an.

Der britische Wirtschaftskolumnist Tim Harford betrieb Forschungen zum arithmetischen Gleichgewicht auf dem Partnerschaftsmarkt und zu Attraktivitätsmustern.

Danach hängen diese Ideale auch von den Zahlenverhältnissen ab: Haben Männer beispielsweise beim Speeddating nur Frauen zur Auswahl, die nach landläufiger Meinung eher mittelmäßig attraktiv sind, so verabreden sie sich trotzdem mit diesen Damen. Stehen beim Dating jedoch auch schönere Frauen zur Verfügung, so würdigen sie die durchschnittlich aussehenden Damen keines Blickes.

Es kommt also immer auf das Angebot an. Meine Großtante Zilly erzählte mir früher: »In der Nachkriegszeit musstest du eigentlich jeden nehmen, auch einen Pascha. Es gab zu wenige Männer, viele waren doch tot.« Sich erst gegenseitig totzuschießen und dadurch den eigenen Marktwert zu steigern – das fand ich eine bemerkenswerte Vorgehensweise.

Geheimtipp TU

Aber das mit den Zahlenverhältnissen stimmt: In Gebieten, wo es Industrien mit vielen Frauenarbeitsplätzen gibt und daher auch viele junge Damen vor Ort, liegen die Scheidungsraten höher. Die Ehemänner haben dort einfach mehr Alternativen. In Regionen mit einem hohen Männeranteil haben es die Frauen hingegen leichter. Städte mit technischen Universitäten seien der Geheimtipp für Frauen auf Partnersuche, hat mir mal jemand erzählt. Also: Auf nach Augsburg, Karlsruhe oder Aachen! Dort lassen sich vielleicht auch für 50-jährige Frauen noch einige geschiedene Ingenieure finden.

Doris hat im Moment ganz andere Probleme. »Sich selbst zu beschreiben ist das Schwierigste«, sagt sie und nippt am Tee. »Soll ich ›gebildet‹ oder vielleicht lieber doch ›sportlich, humorvoll, zurückhaltend‹ ankreuzen?« Im Fragenbogen der Agentur soll sie vier Eigenschaften anklicken, mit denen sie sich selbst darstellt.

»Zu ›gebildet‹ kann ich dir eine Geschichte erzählen«, meint Suse. Ihre Bekannte F., 48, hatte auch eine Mitgliedschaft bei dieser Vermittlung. F. ist stolz auf ihr Abitur und ihr Studium auf dem zweiten Bildungsweg und hatte daher »gebildet« bei ihren Eigenschaften angekreuzt. Doch je weniger Anfragen von Männern kamen – und es kamen wenige –, desto größer wurden ihre Zweifel an ihrer Selbstbeschreibung. Hatten die Männer Angst vor einer gebildeten Frau? Klang das zu anspruchsvoll?

F. schickte eine E-Mail an die Agentur und rief die Servicenummer an, weil sie das Wort »gebildet« aus ihrem Persönlichkeitsprofil streichen wollte. »Ich glaube, das kommt einfach nicht gut an«, klagte sie der Dame von der Agentur. Doch diese weigerte sich, das Eigenschaftsprofil zu ändern und statt »gebildet« lieber »warmherzig« einzusetzen. »Warum denn ändern, Sie wollen doch ehrlich sein, oder?«, flötete die Servicekraft. So erniedrigend kann sie sein, die Partnersuche via Internet.

»Schreib doch einfach: Bin gebildet. Deshalb braucht es der Mann nicht unbedingt zu sein«, rate ich Doris sarkastisch. Ein bisschen Raum für individuellen Text gibt es ja beim hochwissenschaftlichen Profil. Ein schwer übergewichtiger Schauspieler hat mal auf die Frage, ob er eine ebenso dicke Partnerin wählen würde, geantwortet: »Die Frau auch noch dick? Um Himmels willen! Nein, das bin ich doch schon selbst.«

Davon könnten wir Frauen lernen. »Der Mann auch noch Akademiker? Gottchen! Das bin ich doch schon selbst!« Wäre mal eine interessante Variante. Doris kreuzt nicht »gebildet« an. Sondern »optimistisch«.

Ich denke an Marlene. Das ganze Getue um Bildung wäre ihr zuwider. Aber nicht, weil sie als Hundetrainerin arbeitet und auch bei Männern nicht unbedingt Wert darauf legt, sich stundenlang mit ihnen unterhalten zu können. Marlene behauptet vielmehr, es sei doch spannend, wenn der Partner anders sei als man selbst.

»Männer sind doch nicht nur interessant, wenn sie den gleichen Schulabschluss haben wie ich. Sondern wegen ihrer ganzen Lebensart und Verhaltensweise«, sagte Marlene. In einer Diskothek in Berlin hatte sie Abdul kennen gelernt, einen palästinensischen Flüchtling. Dann kam Murat, ein Tunesier, auch erheblich jünger, der übrigens in seinem Heimatland studiert hatte. Marlene lernte einige Brocken Arabisch. Sie ist wieder Single, hat aber jetzt in ihrem Wohnzimmer eine Webcam aufgestellt und chattet derzeit über eine Dating-Plattform mit einem Großgrundbesitzer in Kanada.

»Saxophon, Klavier – wie soll man sich da entscheiden können?« Doris ist bei der Frage angekommen, ob sie lieber Saxophon, Klavier oder Geige hört. Dabei spielt sie selbst Akkordeon. Sie kreuzt »Klavier« an, das liegt noch am nächsten. Doris beantwortet auch noch die Fragen, ob sie lieber bei offenem Fenster schläft oder nicht, und ob die Raumtemperatur höher sein muss als 21 Grad, damit sie sich wohlfühlt. Muss ja alles wissenschaftlich genau passen, damit man nicht an den falschen Mann gerät, der Klavier hasst und nur bei sperrangelweit offenem Fenster und arktischer Raumtemperatur schlafen kann.

Bloß keine Illusionen

Der Fragebogen geht dem Ende zu. Doris stößt einen tiefen Seufzer aus, schummelt ihre beachtliche Körpergröße bei den persönlichen Angaben sicherheitshalber noch um ein paar Zentimeter herunter und schließt den Test ab.

»Mach dir keine Illusionen über die tollen Angebote, die jetzt angeblich haufenweise kommen«, warnt Suse Doris und leert ihre Teetasse. »Es ist ein intransparentes Prinzip.« Man kann bei manchen dieser Agenturen nur dann Kontaktanfragen beantworten, wenn man vom einfachen Mitglied zum zahlenden Mitglied konvertiert, also ein Abo zeichnet. Bei den gezeigten Profilen steht aber nicht dabei, ob es sich um zahlende oder nicht zahlende Mitglieder handelt. Wer ein angeblich passendes Profil vorgestellt bekommt, zahlt und eine Kontaktanfrage sendet, weiß also nicht, ob sein Gegenüber auch erst ein Abo zeichnen muss, um eine Antwort schicken zu dürfen. Was eine Hürde darstellt und ein mögliches Schweigen auch erklären kann.

Wer ein interessantes Profil sieht, hat auch keine Ahnung, wie vielen anderen weiblichen Singles dieser Mann schon vorgestellt wurde.

Doris entscheidet sich trotzdem für eine zahlende Mitgliedschaft, 120 Euro für ein Vierteljahr. Ihr Beitritt ist nun schon wieder einige Monate her: Ihr haben sich ganz wenige jüngere, kaum gleichaltrige, vor allem aber 60- und sogar 70-jährige Männer vorgestellt. Mit Karl, 63 Jahre alt und 1,70 Meter groß aus Werder in Brandenburg, hat sich zwar keine Liebesbeziehung, aber immerhin eine »fruchtbare Geschäftsfreundschaft« entwickelt, wie mir Doris später berichtete.

Doris ist mit etwas geerbtem Geld in Karls Vertrieb eingestiegen, nebenberuflich. Er verkauft Handys mit extragroßen Tasten für Senioren, vertreibt Treppenlifte und nutzt Doris' Kontakte in die Pflegebranche, um neue Kunden zu gewinnen. Jetzt träumen sie von einem gemeinsamen Dienstleistungsunternehmen, das bei alten Leuten Internetanschlüsse installiert und sie in die wichtigsten Portale für Senioren einweist. Außerdem wollen sie eine Kontaktvermittlung für die »Generation 60 plus« im Netz aufbauen, erklärte mir Doris. Man wolle das aber nicht als Partnervermittlung aufziehen, sondern »freier«.

Im nächsten Winter wollen wir uns mal wieder treffen. Wenn Schnee liegt. Doris hat inzwischen Langlaufskier, Karl will sich welche leihen. Wir vier werden zusammen über die Felder schlurfen. Ich schlage vor, es nochmal mit der Herz-Loipe zu versuchen. In einer sehr großräumigen Version.

Auf dem Betriebsfest:
Zen mit Volker

Älterwerden im Großraumbüro, Flirten auf Betriebsfeiern – das wird mit den Jahren zu einer philosophischen Erfahrung, tiefgreifender als jahrelanges Meditieren in einem Zen-Kloster. Das Alter ist eine Maske, die uns die Umwelt aufsetzt. Dahinter sind wir fast die Gleichen, könnte man in Abwandlung eines Zitates von Simone de Beauvoir sagen. Leider werden uns von der Umwelt alle möglichen Masken übergestülpt.

Die Frage lautet: In welcher Maske, in welcher Rolle sieht mich mein Gegenüber? Und kann ich was daran ändern? Ich blicke bereits auf ein vielfältiges Repertoire zurück, wobei ich mir die Rollen nicht immer ausgesucht habe. Sexy Girlie, Kumpel, strenge Lehrerin, Faktotum, Mutti: Alles schon erlebt.

Es fängt an mit der Rolle des »aufstrebenden Talents«, des »frischen Mädels« im Betrieb. Die Bereitwilligkeit älterer männlicher Kollegen, den Mentor zu spielen, wenn sich eine junge Begabung mit losem Mundwerk und gefälliger Optik am Horizont zeigt – das bleibt schon in Erinnerung.

Ich weiß noch, wie ich vor 28 Jahren mein Praktikum bei einem Lokalblatt ergatterte. Heute gibt es solche Betriebe nicht mehr. Ich wollte zu einer Zeitung in Berlin, aber Bewerbungen zu schicken war sinnlos. Damals strebte jeder

Zweite mit einem Magister-Abschluss zu einem Medium in die kultige Mauerstadt, die Konkurrenz war groß.

Ich hatte eine Bluse und einen Rock mit »körperbetontem« Schnitt angezogen, das Wort »eng« hier zu verwenden, wäre nur leicht übertrieben. Dazu trug ich Feinstrümpfe und Schuhe mit Absatz, nicht zu hoch natürlich. So nötig hatte ich es auch wieder nicht. Die langen Haare waren frisch gewaschen, das Jackett schlicht, aber elegant. Nicht unwichtig war auch die Mappe mit meinen Probeartikeln, die ich mir unter den Arm klemmte.

So ausgestattet ging ich schlankweg und unangemeldet in das Redaktionsgebäude der Zeitung. Es handelte sich um ein kleines Unternehmen, deshalb hatten sie keinen Pförtner. Ich klopfte an die Tür zur Chefredaktion und stieß auf eine freundliche Sekretärin, die mich nicht gleich rausschmiss. Noch heute: Danke, Frau R.! Schon stand auch der stellvertretende Chef in der Tür. Einige Wochen später konnte ich mit dem Praktikum beginnen. Es hat Vorteile, jung zu sein. Doch darauf kann man nicht ewig bauen. Später wird es komplizierter, wie ich neulich auf dem Betriebsfest in meinem Verlag mal wieder feststellen musste.

»Hallo, schön dich zu sehen! Wie geht's dir, altes Haus?« Ein Typ im Alter von Mitte 50 mit Sektglas in der Hand ist zu mir getreten. Es ist Volker!

Wie flirte ich mit 50?

Ich befinde mich auf der Abschiedsparty von K. im Dachgeschoss des Verlagshauses, wo ich seit mehr als 15 Jahren als Gesellschaftsredakteurin tätig bin. Die Abschiedspartys sind hier eine häufige Vergnügung, denn die Fluktuation ist nicht unerheblich.

Auf die Feten kommen nicht nur Redaktionsmitarbeiter, sondern auch Exkollegen. Viele Exkollegen. So wie Volker, den ich seit sechs Jahren nicht mehr gesehen habe. Volker hat sich einen Fusselbart wachsen lassen. Steht ihm nicht, ändert aber nichts an der Tatsache, dass Volker einer der beiden Männer war, die ich jemals sexy fand bei dieser Zeitung.

Und damit stehe ich vor der Frage: Wie flirte ich mit über 50 – noch dazu auf einer Betriebsfeier? Zum intergeschlechtlichen Umgang mit 50 plus gibt es keine wirklichen Ratgeber. Und wenn Sie jetzt glauben, man nehme einfach die allgemeinen Flirttipps für Frauen, dann reden Sie sich die Sache schön. Denn in meinem Alter habe ich ein Problem, das ich noch nicht hatte, als mir der Bleistiftrock gut stand. Heute kann ich schwer einschätzen, in welche Rolle mich mein Gegenüber steckt: Bin ich für ihn nur die sachkundige Kollegin? Oder steckt er mich gar in die Muttischublade? Oder findet er mich doch als Frau eigentlich ganz anziehend? Wobei ich das Wort »noch« hier bewusst vermeide, denn mit »noch« fängt das Unbehagen an für die Lady in den späten Jahren.

Am liebsten würde ich meinem Exkollegen jetzt sagen: »Wirklich, Volker, ich finde dich supernett, und es ist ein Glücksfall, dich mal wieder zu treffen. Aber bevor sich mein Hirn jetzt die witzigsten Sprüche ausdenkt, würde ich gerne wissen, ob sich das überhaupt lohnt. Was machen sechs Jahre aus bei dir? Meine tieferen Falten von Nase zu Mund? Meine etwas breiteren Backen? Der dickere Bauch? Bin ich damit unter das Radar deiner Wahrnehmung von Sexyness abgesackt? Das ist nicht kalt und berechnend gedacht, aber wie genau hast du das mit dem ›alten Haus‹ gemeint?«

»Altes Haus« ist eine Bezeichnung, bei der mein Gesichtsausdruck eigentlich erstarren müsste, so als mache ich gerade Anstalten, mich 300 000 Kilometer zum Mond zu beamen und diesen Smalltalk hier umgehend zu verlassen. »Altes Haus« kommt gleich hinter »Urgestein«, ein Titel, den ich auch nie als Kompliment auffassen konnte, den aber offenbar manche Zeitgenossen als Gipfel feinfühliger Metaphorik ansehen, wenn sie einer Kollegin im Alter von über 50 begegnen.

Aber Volker hat nicht »Urgestein« gesagt, sondern nur »altes Haus«. Vielleicht ist er bloß unsicher. So wie ich.

Es ist ja nicht so, dass ich nun so gar nicht mehr »als Frau« wahrgenommen werde. Auch im Verlag nicht. Ein durchaus zugewandter Kollege schob im vergangenen Sommer mit einem überaus fürsorglichen Gesichtsausdruck den Standventilator in meine Richtung. Es war sehr stickig, und wir vier Kollegen und Kolleginnen mussten uns einen Ventilator teilen, weil wir nicht mehr dieser Geräte haben auf unserer Etage. Draußen herrschten 35 Grad im Schatten.

Auf Hitzewellen surfen

»Du hast etwas Windzug nötiger als wir«, sagte der Kollege. Offenbar machte er sich über meinen hochroten Kopf Gedanken. »Du siehst aus, als hättest du nicht nur die sommerliche, sondern auch noch die fliegende Hitze.« Dass sich ein Mann so um den Hormonstatus einer älteren Kollegin sorgte, hatte schon etwas Rührendes. »Danke«, gab ich spitz zurück. »Aber ich surfe gerne auf Hitzewellen.«

Bei Volker aber will ich nett sein. Umgänglich. »Volker, du Star am Journalistenhimmel. Habe dich so lange nicht gesehen. Warst du abgetaucht?«, frage ich mein Gegenüber. Volker ist schmaler geworden, sieht blass aus. Mir schwant, dass ich vielleicht den falschen Satz von mir gegeben habe. Die Frage nach dem »Abtauchen« ist immer heikel in der Medienbranche und wird nur noch getoppt durch die Frage »Schreibst du gerade an einem Buch?«

Oft schreiben sie nämlich nicht, die Abgetauchten, sondern krepeln sonstwo herum. Und kein Buch zu schreiben, aber trotzdem nicht sichtbar zu sein mit irgendeiner Kolumne, irgendeinem Werk, irgendeiner Podiumsdiskussion, das schlägt manchem publizistisch tätigen Menschen schon aufs Gemüt.

Vielleicht bin ich mal wieder zu spitz. Dabei will ich nur gemocht werden von Volker. Nicht übersehen werden. Aber keinesfalls aufdringlich sein.

Das ist nicht einfach. Ich habe Kränkungen hinter mir, die mich weise werden ließen wie ein tibetischer Lama. Denn offenbar ist alles im Leben vergänglich. Was ist zum Beispiel heute mit dem Kollegen S., der mir vor zehn Jahren gestanden hat, meine Texte berührten ihn »immer ganz besonders«, und der mich jetzt, obwohl selbst schwer ergraut, nicht mehr grüßt im Treppenhaus, sondern durch mich hindurchschaut, als wäre ich eine illegale Putzkraft aus einem Nicht-EU-Land? Sind meine Texte schlechter geworden, oder falle ich inzwischen durch irgendwelche Raster? Und wieso fragt mich Kollege F. nicht mehr, ob ich

Lust habe, mit ihm Mittag essen zu gehen? Neulich zog er mal wieder mit einer neuen Praktikantin zum Lunch.

Ich muss an meinen alten Studienfreund Rolli denken. Die Frauen lobten Rolli früher immer, man könne sich »super mit ihm unterhalten«, er hätte »so richtig Verständnis« für die Probleme der Frauen und sei auch »echt lustig«. Wenn Rolli dann allerdings gerne weitergekommen wäre mit den Frauen, so im intergeschlechtlichen Bereich, dann zeigten sie ihm das Stoppschild und gingen doch lieber mit irgendwelchen Typen in die Kiste, die ihnen nicht guttaten. Rolli wäre mehr so der Kumpel, meinten sie dann. »Ich hasse diese Bruderscheiße!«, hatte Rolli mir gegenüber damals geseufzt. Jetzt, 30 Jahre später, dämmert mir, was Rolli damals mit »Bruderscheiße« gemeint haben könnte.

Wobei ich nicht behaupte, dass mich das heute fürchterlich quält. Ich bin mit Christoph verheiratet und will Volker keineswegs ins Bett zerren. Ich habe Abstand. Doch manchmal wäre ich schon gerne eine dieser Kommissarinnen aus dem Fernsehen. Dort versucht man dem weiblichen Publikum weiszumachen, dass Alter, beruflicher Erfolg und Sexyness super zusammengehen. Als Beweis dient eine Riege älterer Ermittlerinnen, die perfekt gestylt dem Bösen hinterherjagen.

Die Kommissarin entlarvt den Übeltäter durch Lebenserfahrung und psychologisches Gespür. Sie erklärt ihrem staunenden Kollegen, warum ein harmlos wirkender Lehrer zum Serienkiller werden konnte, nachdem er durch Zufall auf die Schuldigen am lange zurückliegenden Selbstmord seiner Mutter gestoßen war.

Der Kollege oder irgendein Zeuge gibt zwischendurch

mit vielsagendem Blick zu erkennen, dass er die Ermittlerin auch spannend findet als Frau. Was als Nebenerscheinung mit sich bringt, dass einige der Kommissarinnen nach wie vor mit ziemlich ungesundem Schuhwerk unterwegs sind, weil das einfach weiblicher wirkt.

Das Problem mit dem Umschalthebel

Ich trage heute Abend gesundes Schuhwerk, meine Bürotreter mit flachem Absatz. Das liegt daran, dass sich Abschiedspartys bei uns im Verlag immer lückenlos an einen Redaktionstag anschließen, an dem man über Überschriften brütet und mit unwilligen Pressesprechern telefoniert, die speziell Journalistinnen kleiner Zeitungen gerne mal das Gefühl geben, sie wären überflüssige Schmeißfliegen. Mein Selbstbewusstsein heute ist nicht das beste.

»Was heißt hier abgetaucht? Typisch für eine Journalistin, die Frage. Ich bin schon noch da, auch wenn du mich nicht siehst oder von mir nichts liest«, gibt Volker jetzt zurück und grinst. Cooler Spruch. Zenmäßig. Ich bin beeindruckt. Gibt er sich wegen mir solche Mühe? Wahrscheinlich nicht. Warum sollte er.

Obwohl wir toll zusammengearbeitet haben damals, als Volker in der Meinungsredaktion tätig war, und er mich immer wieder anspornte, bei meinen Kolumnen »noch eine Ecke weiter« zu denken. Damals attestierte er mir, für die Mann-Frau-Themen in der Gesellschaft »ein besonderes Händchen zu haben«. »Man merkt, du hast in diesen Dingen eine gewisse Lebenserfahrung«, sagte er einmal. Ein Satz, über den ich in den nächsten Wochen nachgrübelte. Lebenserfahrung. Mann-Frau-Themen. Hm.

Das mit dem Lob der Lebenserfahrung ist eine zweischneidige Sache. Ich weiß noch, dass ich leicht geschockt war, als mir der junge Kollege R. mal aus irgendeinem Grund in irgendeiner Pause im Betriebscafé von seiner neuen Liebschaft erzählte. Er sei mit seiner neuen Flamme wandern gewesen, auf einer Hütte, sehr schön, »und mit dem Sex hat es dann auch richtig gut geklappt«. Ich schaute betreten in meinen Latte macchiato. Wenn schon junge Kollegen mit mir über ihr Sexleben reden wollen, dann wird mir bestimmt auch bald angetragen, eine Art Ratgeberkolumne zu schreiben: »Haben Sie Probleme mit dem Sex? Fragen Sie Frau Dr. D!« Sehr witzig.

Die Sache mit der Macht, dem Selbstbewusstsein, der Sexyness und dem Alter ist kompliziert. Die Personalberaterin Dorothee Echter fasste das Problem vor Jahren in ihrem Werk »Lust auf Macht?« über Frauen in Führungspositionen zusammen. Echter identifizierte die Körpersignale weiblicher Unterordnung, die Frauen unbedingt vermeiden müssten, um Karriere zu machen. Dazu gehören »enge Fußstellung«, »enge Knie- und Ellbogenhaltung«, »Kopf öfter geneigt«, »bevorzugt lächeln«, »kleinere, bescheidenere Bewegungen« und »passiveres Verhalten in der Annäherung«. Und natürlich ständige »Selbstberührungen an den Haaren« – so was wirkt unsicher und schwach.

Dummerweise sind dies all die Signale, die ich durchaus heute Abend aussenden würde, wenn ich Volker damit für mich gewinnen könnte. Aber ich schaffe es nicht. Ich finde es schwierig, mich in meinem Alter noch als Jagdbeute zu verkleiden. Ich habe ein Problem mit dem »Umschalthebel« im Kopf, und das ist mit den Jahren nicht besser geworden.

Meine Freundin Suse hat die Umschalthebelproblematik in ihrem Blog analysiert: »Wie sollen wir Frauen all unsere Rollen auf die Reihe kriegen, wenn wir uns durchsetzen müssen, Karriere machen und eigenes Geld verdienen sollen – jeder ist ja für sich selbst verantwortlich – und dann, ökonomisch erfolgreich, intelligent und unabhängig, sollen wir auch noch die evolutionsbiologisch korrekten Weiblichkeitssignale aussenden, um die Männer für uns einzunehmen? Wie findet man da den Umschalthebel? Und ab wann? Ab acht Uhr abends und immer nur am Wochenende?«

Das mit dem Umschalthebel ist in der Tat nicht einfach. In einer US-amerikanischen Zeitschrift habe ich gelesen, wie schwierig es für Geschäftsfrauen heute sei, zwischen einem rein beruflichen Gespräch und einer Begegnung mit dezenter Anmache zu unterscheiden. Die einfache Regel lautet: Eine Verabredung zum Lunch am Dienstag oder Mittwoch ist eher ein »Appointment«, also ein beruflicher Termin. Wenn das Gegenüber aber den Freitagabend vorschlägt, dann sei es wohl eher ein »Date« mit möglicherweise hochprivaten Absichten.

K.s Abschiedsparty findet jedenfalls nicht Freitagabend statt. Er hat sie auf einen Mittwoch gelegt.

Hellblaue Krokodile in der Badewanne

»Lass mich raten«, sage ich zu Volker: »Du züchtest hellblaue Krokodile zu Hause in deinem Badezimmer. Heimlich, ohne Gewerbeschein. Du hattest doch schon immer ein Händchen für wilde Tiere«. Den Witz habe ich schon mal gemacht in meinem Leben, aber das weiß Volker zum Glück nicht.

Ich bin altmodisch, was das Anbaggern angeht. Ich habe meine Flirttipps noch aus den 80er-Jahren, aus dem Buch »Sex-Tips für Girls« von Cynthia Heimel, und seitdem keinen Ratgeber mehr gelesen. *»Erzähl lustige Geschichten. Sprühende, witzige, Wir-sind-uns-da-ganz-einig-und-kein-Mensch-sonst-weiß-wie-lustig-alles-ist-Geschichten«,* rät Heimel. Die Autorin ist auch der Meinung, man solle sich beim Flirten lieber »geheimnisvoll« geben und bloß nicht aufschneiden, selbst wenn man den Nobelpreis bekommen hat.

Das mit dem geheimnisvoll ist schwierig. Trotzdem muss man diese Regel nicht so konsequent ignorieren wie meine langjährige Kollegin Gudrun. In gruseliger Erinnerung ist mir der Auftritt von Gudrun auf dem vorletzten Betriebsweihnachtsfest. Gudrun hat nach drei Gläsern Prosecco so richtig aufgedreht und kanalisierte dann ihre Energie in einer Schwärmerei über gut gebaute südländische Männer, die auf Kreuzfahrtschiffen allerlei Dienste tun. Neurotische deutsche Akademiker hätten es schwer, es mit diesem Typus Mann aufzunehmen, verkündete Gudrun. Ich hörte zu und sagte nichts. Man gewinnt vermutlich nicht gerade die Zuneigung der Umstehenden männlichen Geschlechts, indem man sie indirekt heruntermacht und sich gleichzeitig selbst als bedürftig präsentiert.

»Mit Krokodilen habe ich schon zu tun«, sagt Volker und stellt sein Sektglas auf den Tisch. »Aber auch Hunde und Katzen spielen eine Rolle in meinem Job.« Er lächelt.

Mysteriös. *»Wenn du eine Stimmung herbeizaubern kannst, in der ihr beide euch wie heimliche Verschwörer fühlt, dann kann eigentlich nichts mehr schiefgehen«,* rät Heimel. Eine Verschwörung. Aber ja, bitte gerne.

»Ah, ein neues exotisches Berufsfeld«, sage ich. »Ein Neuanfang in späteren Jahren?« Verdammt, es ist keine gute Idee, auf unser Alter anzuspielen. Meine Freundin Suse hatte mir am vergangenen Wochenende einen neuen Flyer und eine Website gezeigt, die sie im Auftrag einer Arbeitsagentur entwickelt hat. »50 plus – das ist der neue Nachwuchs«, lautete der Slogan auf dem Flyer. Damit sollte Arbeitgebern beigebracht werden, statt über Fachkräftemangel zu jammern, lieber über 50-jährige Erwerbslose einzuarbeiten und weiterzubilden und nicht deren Bewerbungsschreiben von vorneherein in Ablage »P« zu entsorgen.

»Die Älteren«, so der Text des Flyers, »verfügen über mehr Lernbereitschaft als jemals zuvor. Und über eine Erfahrung, mit der sie jedes Team wertvoll ergänzen.« Der Text war weitgehend vorgegeben, Suse hatte nur noch hier und da ein wenig gefeilt. Auf dem Werbefoto waren sechs Leute zu sehen, offenbar ein altersgemischtes Team, bei dem die Älteren durch ergrautes Haar und unvorteilhafte Frisuren leicht auszumachen waren.

Der Flyer war gut gemeint, auch der Hinweis auf den Lohnkostenzuschuss, den Arbeitgeber bekommen, wenn sie Älteren eine Chance geben. Ich stellte mir unwillkürlich vor, dass ich bei der örtlichen Arbeitsagentur genau in dieser Kategorie landen würde, falls mich mein Verlag rausschmiss. Dann könnte ich mit so einem Flyer von Haus zu

Haus ziehen, nur dass mich dann nicht mehr warmherzige Sekretärinnen einließen und mir Chefredakteure nicht mehr ihre kostbare Zeit schenkten, um ein »junges Talent« zu fördern, Flyer hin oder her. Warum gibt es eigentlich nicht den Begriff »altes Talent«? Klingt doch auch gut.

Wie löse ich mich von meinen Erwartungen?

Vielleicht hat Volker es auch nicht leicht. Schreibt vermutlich Kundenbroschüren für den Zoologischen Garten, das Tierheim oder Afrika-Reiseveranstalter. Public Relations machen viele in den späteren Jahren freiberuflich. Also Vorsicht.

Doch Volker nimmt mir nichts übel. »Wenn wir schon bei exotischen Berufsfeldern sind: Ich hatte einfach keine Lust mehr auf Haifischbecken«, sagt er. »Und das ist die Medienbranche nun mal.« Er habe eine Weile bei einer Wochenzeitung gearbeitet, erzählt Volker. Dann wurde sein Vertrag als Autor nicht mehr verlängert. »So was geht ganz einfach. Plötzlich rief mich der Chefredakteur zu sich und erklärte mir, sie planten die Zahl der Autoren zu verringern. Man wolle auch bei den Pauschalisten umstrukturieren. Und da traf es mich. Schwupp, ein paar Tausend Euro pro Monat weg. War kein sehr schöner Moment«.

Ich schlucke. Das muss ich jetzt erst mal interpretieren, so für mich: ein Mann, der ein Scheitern eingesteht, der nicht mehr angibt. Vor mir. Sieht er mich nicht mehr als Frau? Bin ich etwa nur der Kummerkasten, das »alte Haus«? Oder, im Gegenteil, die Vertraute? Sind wir Verschwörer, Verbündete im Haifischbecken? Soll ich Volker ein bisschen bewundern? So offen über eine Niederlage zu sprechen, und das auch noch auf der Abschiedsparty von K., das ist ungewöhnlich. Volker kann davon ausgehen, dass die Geschichte weitergetratscht wird. Natürlich nicht von mir. Ich werde nur die Kollegen auf den Stand bringen, falls sie mich nach Volker fragen.

Volker erzählt endlich, was er heute macht: Er schreibt für ein Ökomagazin und hilft bei einer Bekannten in deren Yogastudio. Er gibt dort Unterricht für Senioren, wie er berichtet. Wobei er den Begriff »Senioren« nicht näher definiert. Die Leute üben in seinen Stunden das »Krokodil«, den »Hund«, die »Katze« und andere Positionen »in schonenden Varianten«, erzählt mein Exkollege. Ob sich das alles für ihn rechnet, frage ich vorsichtshalber nicht. Ich trete immer so leicht ins Fettnäpfchen.

»Von großer Karriere kann ich natürlich nicht sprechen«, meint Volker. »Aber es geht mir gut. Sehe ich yogisch: Ist alles nur eine Frage der Erwartungen. Du musst dich von deinen Erwartungen lösen. Dich öffnen für Neues. Das entspannt.«

Er hat Recht. Sich von Erwartungen lösen, aber trotzdem offen bleiben – das könnte meine Flirtstrategie für die späten Jahre werden. Ich werde mal bei Volkers Studio vorbeigehen, vielleicht mache ich eine Yogastunde mit. »Freitagabend ist es am besten, da ist es etwas ruhiger«, sagt Volker. »Würde mich sehr freuen, wenn du kämst. Wir sollten uns nicht wieder aus den Augen verlieren.« Da bin ich ganz seiner Meinung.

Eine schräge Vernissage:
So zähmen Sie Ihr Spiegelmonster

Die Körperform in späten Jahren? Ist eine Herausforderung. Nicht für den Körper, sondern für den Kopf. Zum Glück passt sich unser Hirn an und verschiebt die Maßstäbe von der jugendlichen Schönheitshysterie in ein gelasseneres Alter. Studien zeigen, dass sich Frauen jenseits der 65 weniger mit Diäten abquälen als jüngere Geschlechtsgenossinnen und ihr Selbstwertgefühl nicht mehr so eng mit ihrer äußeren Erscheinung verknüpfen. Es gibt also Hoffnung, wenn wir nicht dauernd versuchen, jünger und dünner zu sein, als wir sind. Wir können das Fett- und Faltenmonster zähmen.

Fast 13 Millionen Frauen im Alter zwischen 40 und 60 Jahren leben in Deutschland. Sie schauen morgens in den Spiegel, manche stellen sich sogar auf die Waage. Dort, in den Badezimmern, hält sich das Spiegelmonster alias Fett- und Faltenmonster, auch FF abgekürzt, besonders gerne auf. Dort blüht es auf wie Schimmel in der Biotonne. Die Morgensonne, die schräg ins Bad hereinfällt, liefert das richtige Licht für den Auftritt des Monsters. Das Fett- und Faltenmonster macht sich zwar zunehmend auch an Männer heran, doch Frauen sind die leichteren Opfer.

Frauen hören dann schon am Morgen das Flüstern von

FF: »Oh Gott! Jetzt ist es passiert. Die Wende ist da. Das Alter. Schau genau hin: diese Lederhaut – da hilft auch Cremen auf Dauer nichts. Die Mund-Nasen-Falte ist viel tiefer geworden. Die Tränensäcke unter den Augen: Mach dir nichts vor, die verschwinden nicht mehr, auch wenn du noch so viel an die frische Luft gehst. Und da, unter den Augen, das sind keine Schlaffalten, die in ein, zwei Stunden wieder weg sind. Das sind Altersrunzeln. Und wenn du das Kinn nicht gerade nach oben reckst, hängen deine Backen runter wie bei einem Bernhardiner.«

Schaut die Frau an sich herunter, geht das Gestichel von FF weiter: »Deine Arme, furchtbar. Die Haut ist dünn wie Pergament und schlägt schon Knitterfältchen. Und die Fettrolle um Bauch und Hüften – die bleibt dir treu für immer. Da hilft auch das Baucheinziehen nicht. Diät? Wenn du Diät machst, nimmst du erst mal nur im Gesicht ab. Hässlich. Vielleicht solltest du dir das Fett absaugen lassen. Aber das könnte Dellen geben. Find dich lieber damit ab: Die guten Zeiten sind vorbei.«

Nun könnten die Frauen dem Fett- und Faltenmonster einen Schlag auf den Kopf verpassen, damit es die Klappe hält. Sie könnten es in den Keller schleifen und in Beton einmauern, damit es niemand mehr findet.

Tun sie aber nicht. Stattdessen tragen viele Frauen über 50, manche schon mit knapp über 40, das FF brav mit sich herum. Sie nehmen es in Kaufhäuser mit, wo es in den Umkleidekabinen hell erleuchtete Spiegel gibt, die das Fett- und Faltenmonster aufleben lassen. Sie nehmen es mit in Restaurants, wo es einen Ehrenplatz bekommt. Egal wie saftig die Pizza mit Mozarella ist und wie lecker das Tiramisu schmeckt, das FF wittert nur die Gelegenheit, sein Wissen über Kalorien anzubringen.

Die Frauen schleppen das FF sogar auf Partys mit, wo es seine verächtlichen Kommentare über die anderen weiblichen Gäste von sich gibt. Nicht etwa: »Toll, dass die in späten Jahren doch noch ihre Doktorarbeit geschafft hat!«, sondern: »Ist ganz schön alt geworden, die Gute.« Oder: »Na, die hat auch mächtig zugelegt.«

»Mein Fett hat sich gar übel placiert«

Das FF-Monster ist keine neuartige Spezies. »Mein Fett hat sich gar übel placiert, muss mir also wohl übel anstehen; ich habe einen abscheulichen met verlöff hintern, bauch und hüften und gar breite axlen, hals und brüste sehr platt, bin also, die wahrheit zu bekennen, gar einen wüste heßliche Figur.« Liselotte von der Pfalz schrieb das vor rund 300 Jahren, als sie ihren Alterungsprozess im Spiegel verfolgte.

»Mein Spiegel täuscht mich nicht, wenn er mir sagt, dass ich von Tag zu Tag hässlicher werde«, klagte auch Katharina Fabricius, die Freundin der Dichterschwester Cornelia Goethe, vor 250 Jahren ihrem Tagebuch. Sie war im Irrtum: Der Spiegel wirft immer nur unsere Bilder im Kopf zurück. Wir nehmen uns nur in Ausschnitten war. Je nachdem, auf welche Details das Fett- und Faltenmonster uns gerade hinweist.

Britt hat zu diesem Thema einen kleinen Kunstabend angekündigt, zur Feier ihres 57. Geburtstages. Seit dem Tod von Wolf vor vier Jahren lebt Britt von Foto- und Malkursen und einer Witwenrente. Ihr Herz aber gehört ihren Fotoserien und Installationen. Britt hat den Abend unter das Motto »Körperphantasien« gestellt und eine Mischung aus Ausstellung und Performance angekündigt, die uns »befreien« soll vom »Körperstress« der über 50-Jährigen. Ich bin gespannt.

Am Eingang hat Britt einen großen Garderobenspiegel aufgehängt, leicht nach vorne geneigt. Diese Art von Spiegel ist ein Schrecken für Menschen in mittleren Jahren, denn darin sieht man dicker aus. Einige Modehäuser machen es deshalb auch umgekehrt: Sie befestigen die Spiegel so, dass das Glas etwas nach hinten gekippt ist. Schon wirkt man ranker und schlanker.

Wer sich in Britts Spiegel betrachtet und über seine kurzen Beine erschreckt, wird dabei auch noch von unten beleuchtet, was einen zehn Jahre älter macht. Ich habe mal eine Reportage über eine Schönheitsklinik geschrieben, wo man im Fotostudio mit dieser Illumination die abscheulichen »Vorher«-Fotos der operationswilligen Klientinnen schoss. »Das ist schon gemein«, sagt Suse, als wir vor unseren dicklichen, monströsen Abbildern stehen. »Soll wohl abhärten.« Ich muss ein bisschen grinsen. Das ist typisch für Britt, die Flucht nach vorne anzutreten.

Von Suse weiß ich, dass sie manchmal Angst verspürt vor Spiegeln, denn sie sorgt sich wegen ihrer Backen und ihres Doppelkinns. Dabei hat sich ihr Gesicht nur ganz normal altersgemäß verändert, indem die Wangen absacken wie bei allen Menschen um die 50 und die Haut unter dem Kinn etwas hängt. Besonders wenn sie nach unten in einen Spiegel auf dem Nachttisch gucke, sei das fürchterlich, erzählte mir Suse. Irgendwer hat ihr mal gesagt, dass eine

Unterkieferlinie, die nicht mehr straff sei, so richtig alt und fertig wirke. Stimmte das, müsste eigentlich die Hälfte unser Politiker sofort in den Ruhestand treten und von den Fernsehbildschirmen verschwinden.

Ich für meinen Teil habe eine gewisse Obsession mit dem Bauch. Wird er nicht beständig größer? Tja, alles ganz nett, wenn nur der Bauch nicht wäre! Von unserem alten Bekannten Frank, der auch zur Geburtstagsparty eingeladen ist, weiß ich, dass er sich wegen seines zurückgehenden Haaransatzes und seiner dünnen Lippen sorgt, die er schon an seinem Vater nicht mochte. Wenn er nicht gut drauf sei und in den Spiegel gucke, fielen ihm seine Stirnglatze und der schmale Mund immer besonders negativ auf.

Suses Ehemann Jürgen, von Beruf Architekt, sind seine Fettdepots und Tränensäcke hingegen wurscht, obwohl er einen beachtlichen Rettungsring durch die Gegend schiebt. Wenn wir nicht als tatsächliche Personen, sondern als unsere Selbstbilder durch die Welt laufen würden, dann würde Frank wahrscheinlich fast ganz ohne Haare und Lippen durch die Gegend spazieren, Suse mit riesigen Hängebacken auftreten und ich hätte einen Bauch wie Helmut Kohl. Nur Jürgen träte auf wie ein Adonis, dank seines gefälligen Selbstbildes. An Jürgen traut sich das Spiegelmonster nicht heran.

In jedem alten Mann steckt eine alte Frau

Auf Britts Party sind inzwischen ein Dutzend Gäste eingetroffen, einige sind schnell am Dickmacherspiegel vorbeigehuscht. Frank hat ein Tiramisu mitgebracht und zum Büfett gestellt. Unsere Jugendfreundin Gabriele ist auch da. Sie hat neuerdings einen sehr viel jüngeren Geliebten, der aber nicht mitgekommen ist. Mein Mann Christoph und Suses Mann Jürgen sind erschienen. Winfried, mein alter Sportkumpel aus Joggingzeiten, ist mit seiner jungen Freundin da.

Hinten an der Wand hat Britt die Schaufensterpuppe aus ihrer Kunstwerkstatt aufgestellt und hergerichtet. Die Puppe trägt einen Borsalinohut und eine Federboa. An den Hüften, am Bauch, an den Oberschenkeln und an der Brust hat Britt die Puppe mit dicken Polstern aus einer wabbeligen Masse beklebt. Sie hatte das Zeug nach einer Anweisung aus dem Internet für die Herstellung von »Slimies« für Kinder zusammengekocht und rosa eingefärbt.

Die aufgepolsterte Hüfte der Puppe wird umschlossen von einem dieser breiten Bauchgurte, die man mittels Batterie in leichte Vibrationen versetzt, was angeblich Fett abbaut, aber genauso wenig hilft, wie wenn man sich die Wampe jeden Tag mit Franzbranntwein einreiben würde. »Jeder kriegt sein Fett weg«, heißt die wabbelige, aber nicht unästhetische Skulptur, die mahnend vor sich hin vibriert, als die Gäste eintreffen.

»Man bekommt hier schon eine Ahnung, warum Joseph Beuys mit seiner ›Fettecke‹ so berühmt wurde«, kommentiert Winfried. Winnie, von Beruf Umweltingenieur, ist mit seiner erheblich jüngeren Flamme namens Natalie erschienen. Winnie ist runder geworden. Offenbar macht er zurzeit wenig Sport. Der Spruch zu Beuys passt eigentlich nicht zu ihm. Winnie ist sonst eher so der Outdoortyp und kein Kunstliebhaber. Vielleicht will er auch bloß seine Freundin beeindrucken.

In der Mitte an der Wand hängt das Herzstück der kleinen Ausstellung, eine Fotoserie. Britt vergrößerte Porträts in Schwarz-Weiß von zwei prominenten, nicht gelifteten, alten Männern – Joschka Fischer und Herbert Grönemeyer. Unter die Originale hängte sie verfremdete Bilder der Männergesichter, die Britt am Computer so bearbeitet hatte, dass die Gesichter alter Frauen dabei herauskamen.

Es war erstaunlich, wie wenig sie mit ihrem Grafikprogramm machen musste, um diesen Effekt zu erzielen. Eigentlich bedurfte es nur ein paar Veränderungen bei den Frisuren, die Bartschatten mussten verschwinden – und schon zeigten sich die Gesichter zweier alter Frauen an der Wand, die einem irgendwie bekannt vorkamen. Daneben hängte Britt Porträts von Angela Merkel und Renate Künast und darunter deren verfremdete Konterfeis. Sie sehen aus wie Männer in ihren besten Jahren. »Joschka Fischer ist eine Frau« lautet der Titel der Fotoserie.

»In jedem alten Mann steckt eine alte Frau. Und umgekehrt«, erklärt Britt, als sie das Staunen der Gäste bemerkt. »Physisch nähern sich Männer und Frauen im Alter an. Nur gibt das keiner gerne zu.«

»So was sehe ich auch im Sommer in den Ausflugslokalen am Müggelsee«, lästert Jürgen. »Diese alten, dicken Ehepaare, bei denen du Männlein und Weiblein nicht mehr unterscheiden kannst. Schrecklich.«

»Das liegt auch daran, dass die Männer weiblicher werden im Alter«, versetze ich. »Es ist erwiesen, dass bei der Hälfte der Männer ab 45 Jahren die Brust wächst. Bauchfett verwandelt übrigens Testosteron in weibliche Hormone. Was nebenbei bemerkt die Libido senkt.«

Jürgen gebe ich immer gerne eins drauf. Suses Mann gehört zu den Typen, die offen erklären, dass es schon ungerecht sei, dass Frauen nicht alt werden dürften, während Männer durch »Witz und Intellekt« doch »so einiges wettmachen könnten«. Das sei ja nicht seine persönliche Meinung, aber die Gesellschaft denke eben so. Vielleicht handle es sich einfach um Gesetze der Evolutionsbiologie. Bei solchen Sprüchen wird mir schlecht.

74 Kilogramm

»Da sieht man doch, dass alles eine Frage der Bewertung ist, der Zuordnung«, sagt Suse mit Blick auf die Fotoserie. Auch sie gibt ihrem Mann gerne Kontra. »Wo fängt Hässlichkeit an? Das ist die spannende Frage.«

Suse hat eine Woche zuvor in ihrem Blog einen Beitrag gepostet unter dem Titel: »Überwinden wir die Fettphobie«. Ich habe den Verdacht, dass dies auch damit zusammenhängt, dass Suse ihre Montignac-Diät abgebrochen hat. Sie hielt »das ständige Schwarzbrotfressen« nicht mehr aus, stöhnte sie mir vor. »Ich will Brötchen!«

Um sich selbst mehr Mut zum Brötchenessen zu machen, hatte Suse die Tirade gegen den Diätwahn verfasst. Dabei zitierte sie eine Befragung des Leipziger Sexualforschers Kurt Starke von Frauen zwischen 50 und 60 Jahren. Diese zeigt: Die meisten Frauen nehmen mit den Jahren zu. Das ist ganz normal, und wer dagegen ankämpft und immer noch in die zehn Jahre alte Jeans passen will, kann genauso gut versuchen, den Himmel grün anzumalen.

Im Schnitt wogen die repräsentativ ausgewählten Damen gut 74 Kilogramm. 74 Kilogramm. »Das ist ein Gewicht, bei dem viele meiner Bekannten anfangen würden zu hungern«, hatte Suse in ihrem Blog geschrieben. »Dabei ist es real existierender Durchschnitt.« Starkes Erhebung ergab, dass von den rund 1000 Frauen 44 Prozent als übergewichtig oder gar fettleibig galten, wenn man die offiziellen Normen des Body-Mass-Index anlegt. Vielleicht könnte man mal darüber nachdenken, dass mit einem Index was nicht stimmt, der fast die Hälfte der Leute als zu dick erklärt.

Als Suse in der kleinen Gästeschar auf den Diätstress der Frauen zu sprechen kommt, meldet sich Gabriele zu Wort: »Wir sollten schon ehrlich sein«, fordert sie. »Als wir jung waren, haben wir uns was eingebildet auf unseren schlanken Mädchenlook. Und jetzt im Alter kommt die tolle Erkenntnis, dass die Gesellschaft oberflächlich ist und wir eine Fetthysterie haben und Frauen immer nur nach ihrer Jugend beurteilt werden. Das ist doch ein durchsichtiges Manöver.«

Gabriele, von Beruf Rechtsanwältin, sieht super aus heute Abend. Sie trägt enge Jeans und einen langen schwarzen Seidenmantel. Die blonden Locken sind kinnlang gestutzt und machen was her. Ihr Gesicht ist offen und wach mit den blauen Strahleaugen. Offenbar tut ihr der junge Lover gut, obwohl ich gehört habe, dass er verheiratet sei.

Allerdings stelle ich mir die Frage, ob Gabriele was hat machen lassen in ihrem Gesicht. So straff, wie sie um die Lippen herum wirkt – mit 51. Gabriele hat mal von einer befreundeten Heilpraktikerin erzählt, die mit Hyaluronsäure Gesichtsfalten auffüllt. »Alles körpereigene Stoffe«, betonte Gabriele.

Vielleicht hat Gabriele aber auch nur ein dickes Unterhautfettgewebe. Damit altert man optisch langsamer. Es gibt mittelmäßige Fernsehschauspielerinnen, die mit ihrem gottgebenen Unterhautfettgewebe mit über 50 nochmal so richtig Karriere gemacht haben. Als Hoffnungsträgerinnen gegen die Alterspanik: Seht her, so kann man aussehen mit 55! Der Weichzeichner darf dabei nicht fehlen.

Ich sehe morgens im Bad jedenfalls anders aus. Ganz ohne Weichzeichner. Was mein Fett- und Faltenmonster gerne hämisch kommentiert. Doch im Moment hält es die Klappe, denn Britt startet ihre kleine Performance.

Eine Fettrolle namens »Murkl«

Britt nutzt den Umstand, dass in ihrer Werkstatt noch ihre alte Waschmaschine steht. Als Kunstaktion will sie heute Abend im Schonwaschgang Bücher und Zeitschriften durchlaufen lassen, genauer gesagt Diätratgeber und Magazine mit Schönheitstipps und Anti-Aging-Artikeln. Wer von den Gästen einschlägige Publikationen zu Hause hatte, war herzlich eingeladen, diese mitzubringen.

Ich habe eine Frauenzeitschrift mit Beiträgen zu Antifalten-Gesichtsgymnastik und den Erfolgen der Ananasdiät angeschleppt. Frank hat ein Männermagazin mit Trainingstipps für einen Waschbrettbauch und einem Beitrag zur segensreichen Wirkung von Botox im Männergesicht beigesteuert. Von Suse kommt ein Ratgeber zu Diäten mit Kalorienmesstabelle, nach der Karotten eine Sünde sind. Ich liebe Karotten. Wir sollen die Publikationen vorher zerreißen als »aggressiven, spürbaren Akt gegen den Schönheitsstress«, erklärt Britt. Danach geht es ab mit dem Zeugs in die Maschine.

Ich stecke das zerfledderte Heft in die Trommel. Frank und Suse machen es mit ihren Publikationen genauso. Britt kippt Waschpulver hinein und startet den Waschgang.

»Super Aktion, dieses Zeug zu vernichten«, verkündet Suse und beißt in ein Stück Zwiebelkuchen vom Büfett, das vor allem aus Weißmehl und Crème fraîche besteht und sich zur Montignac-Diät verhält wie Knoblauch zu Graf Dracula. »Hoffentlich löst sich das Papier ganz auf und verschwindet im Abfluss.« Ich verkneife mir die Bemerkung, dass wir die Zeitschriften und Ratgeber ja mal irgendwann selbst gekauft haben, freiwillig.

Suse hat in ihrem Blog schon so einige Ratschläge gegen die Einflüsterungen der Fett- und Faltenmonster gesammelt. Ich postete den Tipp, einfach die Waage abzuschaffen. Früher habe ich mich morgens und abends gewogen, mich sogar dabei ertappt, dass ich ein Bein ein kleines bisschen auf den Boden stellte, um mein Gewicht zu reduzieren. Schluss mit dem Terror. Ich verbannte meine Waage vom Badezimmer in den Keller, auch wenn das Fett- und Faltenmonster aufjaulte und meckerte.

Auf der Waage im Keller liegt nun ein hoher Stapel sehr schwerer Bücher, den man nicht mal eben wegräumen kann. Ich merke seitdem lediglich an meinen Hosen, ob ich zugenommen habe oder nicht. Hosen kann man bei Bedarf größer kaufen.

Eine weitere Kommentatorin im Blog riet den Frauen im Kampf mit FF, mindestens drei Details zu benennen, die sie an sich selbst hübsch finden. Sich beim Blick in den

Spiegel auf das Schöne zu konzentrieren, wie ein verknallter Mensch es bei seinem Partner tut, das sei ein »liebender Blick« auf sich selbst. Suse und ich haben es ausprobiert: Suse findet an sich die Augen, die Schultern und die Unterschenkel attraktiv. Bei mir sind es die Augen, die Wangenknochen und die Haare, jedenfalls wenn ich die Glanzspülung benutzt habe. Immerhin.

Die Kommentatorin mit dem Pseudonym »Unerhört« riet den Damen, sich vor dem Spiegel mit den Augen einer 80-Jährigen quasi im Rückblick zu betrachten. Wie jung sehe ich aus als Mittfünfzigerin! Eine Todsünde für ältere Menschen bestehe darin, sich mit jüngeren messen zu wollen, und zwar an den Zeichen der Jugendlichkeit. So was sei eine Selbstanleitung zum Unglücklichsein, postete die Lady. Die Methode funktioniert bei mir. Allerdings finde ich sehr alte Frauen keineswegs hässlich. Meine Großtante Zilly bekam jenseits der 80 eine ätherische Klarheit im Gesicht, eine Altersschönheit, der Fett- und Faltenmonster nichts mehr anhaben konnten.

Britt braucht solche Tricks nicht. Sie hat das Hadern mit der Fettrolle auf ihre Weise gelöst. Eines Tages, erzählte mir Britt, habe sie ihrer Fettrolle auf den Hüften einen Namen gegeben: »Murkl«. Murkl sei ein Schutz gegen die Härte und Kälte des Lebens. Murkl begleite sie wie ein Schoßtier, das mitunter zwar etwas lästig sei, aber warm, weich und treu, schwärmte Britt mir vor.

Für schlechte Tage hat sie eine Schnellmethode: einfach nicht in den Spiegel schauen. »Ich habe keine Lust, an solchen Tagen auch noch meinem bösen Blick im Spiegel zu begegnen«, meint Britt. Im Mittelalter hielt man Spiegel ohnehin für Teufelswerk, eine Verführung zu Eitelkeit und Prunksucht, der die Welt auch noch seitenverkehrt darstellt. Wie weise die Leute damals waren.

In Britts Atelier rumpelt die Waschmaschine nun leise vor sich hin. Die Puppe an der Wand mit ihrem Fettweggurt vibriert dazu, der Gurt ist auf höchste Stufe gestellt. Vor dem Dickmacherspiegel mit dem Gespensterlicht verspeisen einige Gäste ihren Zwiebelkuchen und kichern. Winnies Freundin schaut sich interessiert die Fotoserie mit dem verweiblichten Grönemeyer an, während Winnie stumm daneben steht. Mir fällt auf, dass Winnie eine neue, rechteckige Brille trägt. Lässt ihn trotz der vielen Rundungen in Gesicht und Körper irgendwie kantiger erscheinen.

Dürfen Männer sich die Haare färben?

»Männer kriegen wie die Frauen auch Körperstress, sie klagen bloß nicht so laut darüber«, sagt Frank und reißt mich aus meinen Gedanken. Er hat sich mit Suse und Gabriele in eine Diskussion verbissen, ob das Hin-und-her-Schieben der Altersangst zwischen Frauen und Männern die letzte Front im Geschlechterkampf sei. Mode, Kosmetik und Medizin stürzten sich heute auch auf den Männerkörper, um Geschäfte zu machen, meint Frank, von Beruf Allgemeinarzt. Es stimmt: Männer werden bombardiert mit Botschaften, dass es höchste Zeit sei, sich die müde aussehende Gesichtshaut einzuschmieren und das Bauchfett durch hartes Training zu bekämpfen. Schon die Jungs in der Pubertät tragen weite T-Shirts, um muskulöser zu erscheinen. In Befragungen zeigt sich, dass die Unzufriedenheit der Männer mit ihrem Körper wächst.

»Männer sind nicht zu beneiden in der Altersfrage«, fährt Frank fort. »Einen Bauch und eine Glatze zu bekommen ist nicht lustig. Frauen dürfen sich die Haare färben, sich schminken, mit den Klamotten experimentieren. Bei alten Männern gilt das als uncool.« Haben Männer einen Färbe- und Schminkneid? Das ist zumindest ein interessanter Gedanke. Dem sollte sich Suse mal in ihrem Blog widmen.

In der Waschtrommel dreht sich nur noch eine undefinierbare Masse. Die Beiträge zu den Botoxspritzen für Männer, zur Antifaltengymnastik, die Kalorientabellen und die Gymnastiktipps für den Waschbrettbauch sind zu einer einzigen Pampe geworden. Bin mal gespannt, was noch übrig bleibt von dem Papier. Und wie man das Zeug wieder rauskriegt aus der Trommel. Britt hat Musik aufgelegt, einen Techno-Remix von Rammstein. Schon schräg. Mein Spiegelmonster sitzt verwirrt in der Ecke.

Gabriele hat sich nach einem Rundgang wieder zu uns gesellt. »Vielleicht sollte man gar nicht so viel darüber nachdenken, ob Diäten und Gymnastik nun gut sind oder nicht«, meint sie, als ihr jemand die Kunstaktion erklärt. »Am Ende kommt es doch vor allem auf die innere Ausstrahlung an, oder?«

Gabriele hat ihren langen Seidenmantel abgelegt. Sie trägt eine rote Bluse darunter, die einen tiefen Ausschnitt zu erkennen gibt, obwohl alle Knöpfe geschlossen sind. Ausschnitt kann man auch jenseits der 50 noch tragen, sieht immer gut aus. Wenn sie was hat machen lassen mit ihren Mundfalten, dann wirkt es jedenfalls natürlich, das muss ich zugeben.

Ich würde sie schon gerne mal fragen wegen der Faltenfüller. Angeblich sind das nur Pikser, bei denen Hartgesottene noch nicht mal eine Betäubung brauchen, und Narben soll es auch nicht geben. Doch was macht man, wenn nach einigen Monaten das Zeug abgebaut ist? Bricht man dann am Morgen im Bad erst recht zusammen, während das Fett- und Faltenmonster höhnisch lachend aus der Versenkung auftaucht? Muss man dann gleich wieder zur Naturheiltante mit der Hyaluronsäure rennen?

Wobei ich Schönheitsoperationen nicht dogmatisch betrachte. Schließlich war ich vor Jahren mal selbst beim Schönheitschirurgen. Aus Recherchegründen. Die sich günstig mit meinem persönlichen Interesse verbanden: Wenn man am Bauch Fett absaugt, was genau passiert da? Dr. F. empfing mich in seiner Klinik in einem Berliner Villenviertel. Ich war überrascht, wie viele jüngere Frauen in der Lobby in den wuchtigen Ledersesseln auf ein Gespräch warteten.

Dr. F. fragte mich in seinem Sprechzimmer: »Nun, was stört Sie?« Ich kam mir vor wie eine hysterische Zicke. F. malte mit seinem Kugelschreiber auf meinem entblößten Bauch herum, um mir und seinem Assistenten zu erklären, wo ich abgesaugt werden könne und wo nicht. Er hatte starken Mundgeruch und sprach von mir in der dritten Person.

Respekt gegenüber dem eigenen Körper

Als ich die Klinik-Villa ohne weitere Terminabsprachen verlassen hatte, fühlte ich mich wie eine Kundin in einer teuren Boutique, die es trotz umfangreicher Beratung gewagt hat, doch nichts zu kaufen. Bei H&M erwarb ich wenig später ein silhouettennah geschnittenes Kleid, das mir längst zu eng geworden ist.

Ich bin nie wieder zu einem Schönheitschirurgen gegangen. Einfach, weil ich es meinem Körper doch nicht antun kann, an ihm herumschnippeln und herumsaugen zu lassen. Wo er mich doch all die Jahre treu durchs Leben getragen, jede Menge kurzer Nächte, schlechte Ernährung, enge Hosen und unbequeme Schuhe ausgehalten hat, von den beiden Schwangerschaften ganz zu schweigen. Eine Schönheits-OP mit Narbenbildung wäre schnöder Undank. Mein Körper verdient Respekt.

FF würde ohnehin seine Klappe nicht halten, wenn ich mich liften ließe. Das weiß ich von operierten Frauen, die ich interviewt habe. Dann steht man nämlich mit seinem gerafften Konterfei vor dem Spiegel und fragt sich, ob die Haut nicht vielleicht doch ein bisschen zu straff aussieht über den Wangen, ob die dunklen Augenringe wirklich nicht wegzukriegen sind und ob demnächst wohl was am Hals gemacht werden muss. Das Monster wird so richtig gesprächig, wenn man einmal mit dem Schnippeln angefangen hat.

Die Gäste bei Britt sind jetzt zum Dessert übergegangen. »Wie man das Aussehen bewertet, hängt auch vom Umfeld ab«, sagt Suse und löffelt eine Portion Tiramisu. »Man tut sich leichter, wenn man Freunde und Bekannte hat, die nicht so auf das Äußere fixiert sind. Am besten, man hat privat keine Leute um sich, die geliftet oder gespritzt oder sonst was sind.« Das finde ich nicht ganz ehrlich von Suse. Falls ich über Gabriele was in Erfahrung bringen sollte zum

Thema Faltenauffüllen, würde Suse garantiert die Details wissen wollen.

Die Waschmaschine läuft noch eine Weile, irgendwann wird das Wasser abgepumpt. Dann ist Ruhe. Wer klaubt jetzt die Pampe aus der Trommel? »Wenn wir den Körperterror sinnlich tasten, greifen und entsorgen können, dann ist das schon mal ein Erfolg«, sagt Britt und grinst. Suse fängt an, den Papierbrei mit den Händen herauszupulen. Bei Kunstaktionen hält sie eisern durch.

Die Stimmung unter den Gästen ist aufgeräumt. Das Dessert ist verspeist. Sechs Wein- und Sektflaschen sind leer. Statt Rammstein läuft jetzt cooler Jazz, Britt hat die CDs gewechselt. »Wäre interessant zu wissen, was passiert wäre, wenn die Maschine im Kochwaschgang plus Schleudern durchgelaufen wäre«, bemerkt Christoph in fachmännischem Sound. »Hätte das Zeug sich noch weiter aufgelöst und die Pumpe verstopft?« »Man hätte immer noch die Blende abnehmen und das Sieb reinigen können«, meint Winnie. »Im schlimmsten Fall hätten wir die Maschine aufgeschraubt. Werkzeug habe ich ja da«, sagt Britt.

Britt behauptet, Frauen sollten sich im Alter mehr für Technik interessieren, weil das vom Hadern mit dem eigenen Körper ablenke. Männer machten es genauso: Die kauften einfach ein neues Auto und schwadronierten über Motoren und Maschinen, wenn sie sich alt fühlten. Britt fährt im Sommer ihr Motorrad, eine Suzuki 125. Das nächste Mal kreuze ich auf ihrer Fete mit einem 300-PS-Traktor auf. Das garantiert Aufmerksamkeit.

Ich habe das Thema Fett und Falten für heute satt. Mein Spiegelmonster wirkt so erschöpft, als hätte es einen

Schleudergang hinter sich. Mir fällt auf, dass Britts Künstlerbekannte M. heute nicht gekommen ist. Sie hat ein ernsthaftes gesundheitliches Problem, aber Britt will ich jetzt nicht danach fragen. Schäm dich, Spiegelmonster. Du bist lächerlich.

»FF«, sage ich leise zu mir selbst, als ich später mit Christoph nach Hause fahre, »heute Abend, da will ich dich mal nicht sehen im Bad.« FF nickt und lächelt sein rätselhaftes Lächeln. Einverstanden. Ich schicke es ja nicht weg, geht auch gar nicht. Mein Fett- und Faltenmonster gehört zu mir, man muss auch Hässlichkeiten akzeptieren. Doch wann ich mit meinem Spiegelmonster reden will, das entscheide immer noch ich. Erst recht nach Britts Vernissage.

Nahbeziehungen:
Haben die anderen mehr Sex?

Sex in späten Jahren. Heikel. Ich wette, dass Sie sich auch schon mal gefragt haben: Ist bei den anderen mehr los? Im Bett? Oder gar auf dem Küchentisch?

Es existieren Studien dazu. Doch das macht es nicht einfacher. Da gibt es beispielsweise die repräsentative Befragung von mehr als 1000 Frauen im Alter zwischen 50 und 60 Jahren zu »Postmenopause und Sexualität«, ausgewertet von Sexualforscher Kurt Starke in Leipzig: Von den Frauen mit Partner hatten 77 Prozent in den letzten vier Wochen Sex, gut die Hälfte sogar in der Woche vor der Befragung. Die Hälfte hat also nach eigenen Angaben mindestens einmal in der Woche Sex. Und das in dieser fortgeschrittenen Altersgruppe. Soso.

Schon bemerkenswert, dass meine Freundinnen und ich entweder nie angeschrieben werden, wenn TNS Infratest mal wieder Fragebogen verschickt. Oder wir gehören nicht zur sexy Hälfte. Behaupte ich jetzt mal ohne offizielle Umfrage. Frauen erzählen einander in Andeutungen von ihrem Sexleben. Und Freundinnen haben natürlich auch wieder Freundinnen, die etwas angedeutet haben, das dann wieder – ohne Namensnennung natürlich – weitergetragen wird.

Auch eine Frauenärztin hat mir so einiges aus ihrer Praxis erzählt, selbstverständlich auch ohne Namensnennung, allerdings weniger in Andeutungen. Und so setze ich ein Bild vom Liebesleben meiner Umgebung zusammen. Was die verheirateten Ladys über 50 in meinem Umfeld betrifft, die einen festen Partner haben, würde ich sagen: Jede Woche Sex? Eher nicht.

Sind wir scheintot? Müssen wir unbedingt was tun für unser Geschlechtsleben? Ein Romantikwochenende zu zweit im Hotel buchen, inklusive Begrüßungssekt? Suse und ich brachten das Sexthema auf, als wir mit ihrer Kollegin Ursula von Berlin nach Frankfurt fuhren. Man kann mit PR-Frauen immer gut über Trends reden. Muss ja nicht persönlich werden. Wie wichtig ist Sex für die Zielgruppe der Frauen über 50?

»Klar spielt das noch eine große Rolle«, meint Ursula. »Sex hat doch mit dem Alter nicht so viel zu tun, sondern mit dem, was zwischen zwei Menschen passiert. Ob es prickelt.« Prickelt! Das Wort habe ich lange nicht mehr gehört. Ich horche auf.

Wir fahren in Ursulas BMW-Cabrio, leider ist es zu kalt, um das Dach aufzumachen. Ursula, schick angezogen, ist eine Kollegin von Suse aus ihrer Werbeagentur. Die beiden unternehmen eine Geschäftsreise zu ihrer Mutterfirma. Ich bin mitgekommen, weil ich einen Privatbesuch in Frankfurt machen will.

Suse hatte kurz zuvor in ihrem Blog einen Beitrag geschrieben zu den Mythen vom Sex im Alter. »Nicht auszuhalten« sei es, klagte Suse, dass prominente Frauen in den Boulevardmedien heute immer wieder behaupteten, sich erst mit 50 Jahren »so richtig sinnlich« zu fühlen. Und dann lächelten sie botoxgespritzt und weichgezeichnet in die Kamera, um nur ja auszusehen wie 35.

Es sei eine enorme Erleichterung, wenn eine 65-Jährige wie die Schauspielerin Christine Kaufmann in einer Frauenzeitschrift erklärte, sie wolle nach ihrer vierten Scheidung keinen Mann mehr und gehe lieber zur Massage. »Es muss die Möglichkeit geben, auszusteigen aus dem heteronormativen Stress«, textete Suse. Sie hat ein Händchen für Schlagworte.

Wer will schon »Arbeitssex«?

Suse hat ein persönliches Interesse an ihrem Blog-Beitrag. Es ist einige Zeit her, als Suse und ich beim Rotwein im Restaurant zusammensaßen und privat auf das Thema zu sprechen kamen. »Sex? Also mal ganz ehrlich, mehr als einmal alle zwei Monate schaffe ich nicht mehr. Vom Urlaub vielleicht abgesehen«, hatte Suse dazu gesagt. Daran habe auch die kurze Affäre nichts geändert, die ihr Mann Jürgen zwischenzeitlich mit einer Mitarbeiterin aus seinem Architekturbüro hatte und deren Ende die Häufigkeit des Geschlechtsverkehrs bei Suse und Jürgen kurzfristig erhöhte.

Suse betonte, dass es aber nicht so sei, dass Jürgen dauernd wolle und sie nicht. »Der ist genauso kaputt wie ich abends«, schilderte sie. »Da hängen wir lieber ab.« Ihre langjährige Vertrautheit führe wahrscheinlich dazu, dass der Pegel an Wohlfühlhormonen steige, was den Sex nicht gerade fördere, glaubt Suse.

Irgendwann habe sie angefangen, abends Bettsocken anzuziehen. Das mache den Aufenthalt im Bett noch kuscheliger. Es signalisiere dem Körper allerdings auch, dass es völlig unnötig sei, die Gemütlichkeit zu stören, indem man mit einem anderen Organismus Flüssigkeiten austausche. Und außerdem sähen Bettsocken nicht wahnsinnig erotisch aus.

Suse und Jürgen gehören zu den Paaren, von denen der Hamburger Sexualforscher Gunter Schmidt meint, dass der Geschlechtsverkehr für sie vor allem ein »Marker« sei, den man ab und zu setzen müsse, um die Beziehung als intim zu klassifizieren.

Wobei es Paare gibt, die nicht mal mehr Lust auf irgendeine intime Klassifikation haben. Meine Bekannte F. sagte mir neulich im Vertrauen, sie und ihr Mann hätten kein Interesse mehr an »Arbeitssex«, nur um sich zu beweisen, dass sie noch ein Paar seien. Sie seien aber immer noch sehr zärtlich miteinander. Der Geschlechtsverkehr könne in Arbeit ausarten, wenn man denkt, man müsste unbedingt welchen haben, verkündete F.

Bei solchen Sätzen kriege ich ein mulmiges Gefühl. Was, wenn sich F. etwas vormacht? Wenn Sex doch ziemlich wichtig ist, superwichtig? Wenn F. sich nur eingerichtet hat mit der Nulllösung? Oder ist sie einfach nur ehrlich? In einer europaweiten Umfrage unter 50- bis 60-jährigen Frauen erklärte ein Drittel der Befragten, dass ihre Libido in letzter Zeit stärker nachgelassen habe als in allen anderen Lebensabschnitten zuvor. Was allerdings auch bedeutet, dass es bei zwei Dritteln so wie früher ist. Hm. Die Umfrage kam von einem Pharmaunternehmen, das Hormonpillen herstellt.

»Sex bleibt immer wichtig«, behauptet Ursula und holt mich aus meinen Gedanken. »Es ist und bleibt die beste Art, einem Menschen nahezukommen, unabhängig vom Alter.« Wir drei im BMW haben Berlin schon lange verlassen und düsen Richtung Leipzig.

»Die beste Art – also ich weiß nicht. Vielleicht ist es nur die schnellste Art, einem Menschen nahezukommen. Was oft auch gar nicht klappt«, gebe ich zurück. Hat Ursula einen Mann oder Freund? Ich weiß kaum etwas von ihr, schätze sie auf Anfang 50. Sie ist aufgebrezelter als Suse und ich, Kostüm, Stöckelschuhe, volles Make-up. Und das an einem Werktag auf einer Autofahrt. Ich frage mich, ob der schwarze BMW ihr gehört. Hat bestimmt eine Stange Geld gekostet. Ursula erinnert mich an meine Jugendfreundin Gabriele. Die gehört zu den Ausnahmen unter den älteren Frauen, die ich kenne. Dachte ich bisher.

Gabriele, Rechtsanwältin, ist seit Kurzem sogar Großmutter. Ich habe sie vor einer Woche mal wieder besucht. Schon beim Eintritt in ihre Luxuswohnung im Dachgeschoss hatte ich das Gefühl, eine andere Welt zu betreten. Bei Gabriele zu Hause sah es aus wie in dem Film »Chéri«. Darin vergnügt sich die 50-jährige Hauptdarstellerin in raffinierter Seidenunterwäsche vor opulentem Mobiliar mit ihrem mindestens 20 Jahre jüngeren Liebhaber, alles in Pastellfarben gehalten und diskret mit Weichzeichner gefilmt.

Spitzendessous auf dem Trockengitter

In Gabrieles Wohnung fiel mir sofort das breite Bett ins Auge, mit apricotfarbener Seidenbettwäsche bezogen, die Bettdecke zusätzlich noch aufwändig bestickt. Irgendwie hatte ich ganz vergessen, dass man ein Bett auch so beziehen kann. Über dem Stuhl im Jugendstildesign hing lässig hingeworfen ein Kimono.

Im Bad stieß ich auf ein Trockengitter, auf dem Spitzendessous drapiert waren, wie ich sie in den vergangenen Jahren bei keiner meiner Freundinnen mehr zu Hause gesehen hatte. Und dann die Schuhsammlung am Eingang: Bis auf ein Paar Joggingschuhe standen da nur Pumps, einige mit schwindelerregend hohen Absätzen. Mein Gott, wann hatte ich das letzte Mal Stilettos getragen? War ich wirklich schon so ein Trampel mit meiner Sammlung an Wanderschuhen und flachen Pumps mit Luftkissensohle?

Die nach wie vor blondgelockte und vollbusige Gabriele erzählte mir ihre Liebesgeschichte mit Gregor genauer: »Erst hat er gesagt, er sei Ende 30. Aber auf seinem Führerschein habe ich später dann durch Zufall gesehen: Er ist erst 36«, berichtete sie. Gabriele hat Gregor auf einer Party kennen gelernt, er hatte dort als Caterer das Büfett ausgerichtet und kam mit ihr über das Thema italienische Weine länger ins Gespräch. »Irgendwie hat es gefunkt zwischen uns.« Bald lieferte Gregor ihr die Weine direkt ins Haus.

Ihr Liebhaber ist schon lange mit einer 35-jährigen Frau verheiratet. Sie hätten vor zehn Jahren heiraten müssen, weil seine Frau schwanger war, hatte Gregor Gabriele erzählt. Seine Angetraute hat keine Ahnung, dass ein Foto ihres Mannes auf dem Schreibtisch seiner 15 Jahre älteren Geliebten steht, die er jede Woche besucht. Seit zwei Jahren. Gabriele ist der Meinung, dass zur Sexualität einer älteren Frau ein jüngerer Mann viel besser passe als ein gleichaltriger Partner. Das findet auch »Tigerkatze« in Suses Blog. Sie hatte gepostet: »Warum machen wir es nicht wie viele alte Männer und suchen uns was Frischeres?« »Tigerkatze« hatte eine Liebschaft mit einem sehr viel jüngeren Mann und wurde konkret: »Ab 40 macht man doch sowieso beim Sex das Licht aus, und wenn ich am Morgen danach aufstehe und ins Bad gehe, schlinge ich mir eben elegant irgendwas um die Hüften.«

Darauf erntete »Tigerkatze« Widerspruch: »Wenn du deine Wabbelschenkel nach dem Sex vor deinem jungen Lover verstecken musst, tust du mir leid«, postete »Lady 0816«. »Ich jedenfalls liege lieber mit einem Mann im Bett, der genauso viele Fettpolster hat wie ich.«

Die Debatte im Blog hatte Suse zu einer Ergänzung provoziert: »Sex kann immer noch was Besonderes sein, auch wenn er selten stattfindet«, stellte sie klar. »Es ist wie bei einem Oldtimer, den du nur selten fährst. Du steckst den Schlüssel in die Zündung, und erst tut sich nichts, aber dann stottert der Motor, und schließlich rauscht die Karre los.«

»Ich muss aber vorher Öl nachkippen, damit der Oldtimer fährt«, meinte »Lady 0816« dazu. »Öl geht ja noch. Besser als Hormone zu schlucken«, postete eine andere Bloggerin.

Auch Gabriele hatte mir erzählt, dass sie Hormone nimmt gegen die Veränderungen in den Wechseljahren. Jede sechste Frau aus der Befragung von Starke greift zu Hormonen. Diese Damen erklärten etwas häufiger als die anderen, dass sie Sex als besonders belebend empfinden. Sollen wir jetzt alle zum Aufpeppen Hormone nehmen? Ich glaube nicht.

Im Cabrio haben wir Dessau hinter uns gelassen. »Die sexy Frauen über 50 mit den tollen jüngeren Liebhabern sind wohl eher die Ausnahme«, kommentiere ich. »Nur weil die angeblich ein so wildes Sexleben haben, ist das noch lange kein Modell für die Mehrheit der 50-Jährigen.« Ich würde schon gerne wissen, ob Ursula Single ist oder nicht. Aber so was zu fragen ist uncool. Irgendwie fühle ich mich auf dem Rücksitz des Sportwagens schon sehr beengt, man kann sich nicht richtig ausstrecken. Und das in einem Luxusauto.

»Von jüngeren Liebhabern rede ich gar nicht«, entgegnet Ursula und wirft mir im Rückspiegel einen prüfenden Blick aus ihren sorgfältig geschminkten Augen zu. »Auch Paare um die 50, die sich noch nicht so lange kennen, schlafen leidenschaftlicher miteinander als Leute, die schon 30 Jahre verheiratet sind. Da hat sich die Gewohnheit noch nicht eingeschlichen. Da ist mehr Romantik.«

Mir gefällt die Wortwahl nicht: Gewohnheit. Keine Romantik mehr. Das ist ein Klischee für Langverheiratete wie mich.

Spricht unsere Fahrerin vielleicht aus Erfahrung? Hat sie sich so aufgebrezelt, weil sie erst seit Kurzem einen neuen Mann hat? Oder einen heimlichen Liebhaber? Tobt bei ihr im Designerschlafzimmer die Leidenschaft? Jede Nacht nach dem Candlelightdinner?

Mir kommt meine ehemalige WG-Mitbewohnerin Hille in den Sinn, auch eine Ausnahme, wie ich bisher dachte. Hille hat kürzlich einen neuen Mann kennen gelernt, so alt wie sie und geschieden, ein Kunstlehrer. Es sei toller als mit Burkhard, den sie nach 20 Jahren Ehe verließ. »Er ist wie eine fremde, aufregende Landschaft, ein Körper, den ich erst erkunde«, schwärmte Hille von ihrem Neuen. »Und er will am liebsten jede Nacht.« Jede Nacht! Ich fühlte mich sofort unter Stress, als hätte mir jemand erzählt, dass er jede Woche einen Achttausender erklimmt, während ich selbst nach mehrwöchiger Vorbereitungszeit gerade mal einen Dreitausender in Tirol schaffe und auch das nicht ganz ohne Seilbahnhilfe. Natürlich ist man schon ein bisschen neidisch. Vielleicht will man es auch deswegen gar nicht so genau wissen.

Es gebe selbstverständlich Fälle, erzählte mir eine Frauenärztin, wo Frauen sich mit 55 Jahren neu verlieben und den häufigen Sex sehr genießen. Eine neue Liebe beeinflusse allerdings die körperlichen Veränderungen nicht. Hilfsmittel wie Gels und Viagra spielten eine wichtige Rolle beim »Alterssex«, erläuterte die Ärztin nüchtern.

Hille wirkte aber ganz locker und kein bisschen gestresst, als sie von ihrem neuen Lover schwärmte. Frauen wie Hille treiben die Sexstatistiken erbarmungslos nach oben.

Je länger, desto weniger

Studien belegen in der Tat, dass die Dauer der Beziehung für den Sex eine größere Rolle spielt als das Alter der beteiligten Personen. Gunter Schmidt stellte fest, dass Paare in den Altersgruppen der 30-Jährigen, 45-Jährigen und 60-Jährigen im Schnitt etwa gleich häufig Sex haben, wenn sie erst kurz zusammen sind.

Am leidenschaftlichsten sind die ersten zwei Jahre. Danach geht die Frequenz runter. »Kann sein, dass Paare öfter miteinander schlafen, wenn sie erst kurz zusammen sind«, räume ich ein. »Aber auch bei denen schleicht sich irgendwann die wohlige Nähe ein. Und dann sackt die Sexkurve ab. Erst recht in einem Alter, in dem sowieso keine Schwangerschaft mehr zur Debatte steht.« Alter. Keine Schwangerschaft. Gefällt mir selbst nicht, der Ton, in dem ich rede. Fies. Liegt vielleicht auch daran, dass man in diesem Auto mit dem Arsch fast auf der Straße hängt, erst recht auf dem Notsitz hinten. Dabei dachte ich immer, Frauen fahren lieber höhere Autos, um den Überblick zu behalten. Ursula sagt nichts.

Sie drückt aufs Gas. Wir haben die Verengung an einer Baustelle verlassen und sind hinter Halle.

»Es liegt ja nicht nur an den Frauen«, schaltet sich Suse vom Beifahrersitz ein. »Vielleicht wollen die Männer im Alter auch nicht mehr so viel Geschlechtsverkehr.« Ein Viertel der Frauen aus der Leipziger Studic gab an, ihr Partner habe Schwierigkeiten mit der Potenz. »Wenn beide nur noch selten Sex haben möchten, dann könnte Harmonie herrschen in der Beziehung«, meint Suse. »Allerdings kann man sich da auch gewaltig täuschen in seinem Mann.« Sie spielt auf die Affäre an, die Jürgen hatte. Bloß nicht wieder davon anfangen.

Wir haben Leipzig hinter uns gelassen. Vorne erscheint das Schild mit dem Hinweis auf das Hermsdorfer Kreuz. Ich frage mich, ob Ursula auch am Steuer sitzt, wenn sie mit ihrem heißen Lover unterwegs ist. Wahrscheinlich sind ihre Kinder schon groß. Sonst kauft man sich nicht so einen Wagen. Vielleicht hat sie aber auch keine Kinder. Und keinen Mann. Kompensiert sie mit dem BMW was? Surft sie nachts im Internet auf Partnersuche?

»Viele Frauen können sich gar nicht aussuchen, wie viel Sex sie haben wollen«, werfe ich in die Runde. »Weil sie nämlich gar keinen Partner haben. Das ist vielleicht immer noch das größere Problem, erst recht, wenn man über 50 ist.«

»Problem«. Jetzt mache ich es zum »Problem«, keinen Mann und keinen Sex zu haben. Dabei finde ich es im tiefsten Herzen beängstigend, wenn nur die Zweisamkeit was gilt. Das macht so abhängig. Ein Viertel der Frauen in unserer Altersgruppe lebt ohne Mann. Das sollte vielleicht endlich mal als ganz normale Lebensform gelten.

Das Gute am Hormonabfall

»Auch ohne Sex kann man leben«, sagt Suse, als hätte sie meine Gedanken gelesen. »Wenn du keinen Mann hast, schaffst du dir eben andere Bezugssysteme.« Wie unsere Freundin Lise. Lise ist Anfang 50, arbeitet in einem Vertriebsbüro für Sicherheitstechnik und interessiert sich für alternative Heilverfahren. Sie hat zwei sehr enge Freundinnen, an denen sie hängt, einen Exlover, der zum guten Kumpel geworden ist, und einen Bruder und zwei Nichten, die sie liebt. Nicht zu vergessen den Kleingarten mit der Buddhafigur, den Lise hegt und pflegt. Demnächst will sie in eine Wohnung in einer Hausgemeinschaft ziehen.

Lise war einige Monate lang Mitglied bei einer Datingagentur im Internet und hatte in den vergangenen drei Jahren eine kurze Affäre. Während ihrer Mitgliedschaft bei der Agentur antworteten viele Männer entweder gar nicht auf ihre Kontaktanfragen oder wollten erst ihr Foto sehen, um dann auf Nimmerwiedersehen in die Weiten des Web abzutauchen. Manche ältere Männer wollten bei den Frauen aus ihrer Generation nur ihre Chancen testen, um ihr Ego zu füttern, glaubt Lise. Kapriziös wie 15-jährige Girlies seien die Männer. Am schlimmsten seien die Akademiker, die hielten sich für ganz heiße Ware auf dem Partnerschaftsmarkt.

Dass ihre Libido altersbedingt abnimmt, sei für sie angesichts dieser Angebotslage weiß Gott keine Katastrophe, erklärte Lise. »Ich kann der Natur nur auf Knien danken, dass sie mich allmählich vom Hormondruck befreit.«

Lise ist ein sinnlicher Mensch. In ihrem Kleingarten buddelt sie, pflanzt und gießt. Neulich erklärte sie mir eine Entspannungsposition im Yoga, bei der man auf dem Rücken liegt, die Beine in die Luft streckt und sich fühlt wie ein glückliches Baby. Bei Lise muss ich an eine Studie denken, die ergab, dass jene Menschen bessere Chancen auf ein langes Leben haben, die in der Lage sind, anderen etwas zu geben, sie zu unterstützen und zu mögen. Weniger wichtig ist, ob man von anderen begehrt oder bewundert wird. Ich finde solche Studien beruhigend.

»Wenn Frauen in unserem Alter einen Partner suchen, geht es vielleicht gar nicht in erster Linie um Sex«, sagt Suse und verschränkt die Arme. »Der Wunsch nach Nähe und Wertschätzung ist mindestens genauso wichtig. Sex kann man auch mit sich selber haben.« In Ursulas Sportwagen kommen wir jetzt auf eine gefährliche Gefällestrecke Richtung Jena, ein Schild warnt davor. Ursula nimmt den Fuß vom Gas.

Ich wäre mit einer Arbeitskollegin im Auto nicht so weit

gegangen wie Suse, auch noch das Thema Selbstbefriedigung anzuschneiden.

Suse spielt auf einen Kommentar zu ihrer Blog-Debatte an. Die Autorin mit dem Pseudonym »Good Vibrations« hatte gepostet: »Wer sagt eigentlich, dass Singles einen sexuellen Notstand haben? Selbstbefriedigung ist Sex mit jemandem, den ich liebe. Hat Woody Allen schon gesagt.« Doch über dieses Thema redet man nicht mal unter Freundinnen.

Ursula überholt auf der Gefällestrecke elegant einen Lastzug mit rumänischem Nummernschild. Der Fahrer hupt, warum, weiß ich nicht. Ich bin inzwischen in dem Alter, in dem ich es sogar nett finde, wenn mir Bauarbeiter auf der Straße hinterherpfeifen. So ändern sich die Zeiten. Vorne taucht das Hinweisschild einer Raststätte auf. Ich würde mich gerne mal ein bisschen strecken.

»Die Paarbeziehung ist vielleicht sogar ein Auslaufmodell«, fährt Suse fort. Sie hat einen provozierenden Ton angeschlagen. »Guck dir die Fernsehserien an: Staatsanwälte, Verteidiger, Kommissare, Gerichtsmediziner – die sind alle geschieden oder verwitwet, habe schwere Traumata erlebt, können nur noch die Nähe zu Arbeitskollegen, Hauskatern oder kauzigen Vermietern aushalten und führen die tiefsinnigsten Gespräche mit Zeugen und Verdächtigen.« »Viele Leute haben auch in der Wirklichkeit schräge Netzwerke«, bemerke ich.

Meine Freundin Tine zum Beispiel unterhält so ein eigenwilliges Bezugssystem. Tine hat schon seit 15 Jahren keine sexuelle Beziehung zu einem Mann mehr, seitdem Dieter sie verlassen hat. Mit unserer Freundin Britt pflegt Tine »Shiatsu-Abende«, wie die beiden mir erzählten. Die Frauen behandeln sich gegenseitig mit der Druckpunktmassage, bei Kerzenschein läuft dazu manchmal sanfter Jazz. Ich debattierte mit Tine schon mal länger über Fußreflexzonen. Um die Shiatsu-Abende beneide ich die zwei ein bisschen.

Tine unternahm einen einzigen Versuch, wieder einen Partner zu finden. Sie entdeckte eine Kontaktanzeige in einem Lokalblatt, das sie während eines Besuches in Franken las. Ein 64-jähriger »Pferdezüchter« suchte eine Frau. Tine war begeistert, nahm Kontakt per SMS auf und sah sich schon mit ihrem neuen Bekannten in den Sonnenuntergang reiten, jeder auf seinem Pferd wohlgemerkt.

Es folgte ein reger SMS-Austausch. Zwei Tage vor dem ersten Treffen mit ihrem Pferdezüchter ging ich mit Tine einen Kaffee trinken, und wir kamen auf das Thema Sex zu sprechen. Was, wenn der Typ bald zum Äußersten kommen wolle? »Puh, will ich eigentlich nicht unbedingt. Na ja, also mal sehen«, druckste Tine herum. Der Mann erschien zum Date, doch die beiden hatten sich nicht wirklich viel zu sagen, was mehr auffällt, wenn man sich live gegenübersitzt und nicht nur SMS-Botschaften funkt. Danach erklärte mir Tine, gegenüber einem älteren Mann müsse sich bei ihr erst das Seelische entwickeln, damit sie zum Körperlichen bereit sei. Früher sei es umgekehrt gewesen. Zu einem weiteren Treffen kam es nicht.

Tine hat keine Kinder. Sie engagiert sich im Tierschutz und hängt sehr an ihrem Labrador Rasputin. Raspi gebe ihr jede Menge Streicheleinheiten, erklärte Tine. Ich habe den Verdacht, Raspi kommt öfter nachts zu Tine und legt sich auf die Decke des Doppelbetts zum Kuscheln. Sein Name steht auch auf dem Klingelschild an der Tür. »Schließlich wohnen hier zwei Lebewesen«, meinte Tine. Sie führt eine Art Hunde-Ehe.

Wenn ich mit Tine und Rasputin spazieren gehe – ich habe den Hund auch gerne, jedenfalls ab und an –, muss ich an den Frankfurter Sexualwissenschaftler Volkmar Sigusch denken. Er ist der Meinung, die intimen Beziehungen fächern sich in unserer Gesellschaft auf. Es gebe immer mehr »Neoallianzen« mit anderen Objekten als menschlichen Partnern. »Nicht selten wird das Haustier wie ein geliebter Mensch behandelt, geherzt, geküsst, verwöhnt«, schreibt Sigusch. Zu den Liebesobjekten für Neoallianzen würde ich übrigens nicht nur Tiere, sondern auch Autos, iPhones und Kleingärten zählen.

Sigusch findet diese Beziehungen zeitgemäß. Ein Berliner Essayist rügte hingegen die »Streichelprostitution« der Haustiere. Sind Hund und Katze Zwangsprostitutierte? »Völliger Quatsch«, findet Tine. Tiere verhielten sich nicht so mies wie Menschen, da werde keine Romantik vorgegaukelt. Das Thema Hunde-Ehe und Streichelprostitution spreche ich in Ursulas Cabrio besser nicht an. Wer weiß, vielleicht hat Suses Kollegin auch ein Tier zu Hause.

»Nahbeziehungen werden einfach schillernder«, sagt Suse. »Die passen nicht mehr so in Schubladen.« Wir haben jetzt schon eine weite Strecke zurückgelegt. Ich brauche eine Pause und muss mal aussteigen. Ursula nimmt auf meine Bitte die Ausfahrt zur Raststätte. »Vielleicht entsteht Intimität heute auch da, wo man sie früher nicht vermutet hätte«, meint sie. »Das Internet hat viel verändert. Chatten, skypen, das sind ganz neue Formen, um miteinander in Beziehung zu treten.« Wir halten an. Endlich kann ich aus dem Auto klettern und meine Glieder strecken.

»Ursula muss sich so aufbrezeln«, erklärt mir Suse auf dem Damenklo der Raststätte auf meine Frage. Eigentlich sei sie eher öko und nicht so auf schick. Aber sie habe in Frankfurt ein Gespräch mit dem Geschäftsführer der Mutteragentur. Sie soll die stellvertretende Leitung der Abteilung »Health and Lifestyle« übernehmen. Den BMW habe sie von ihrer Schwester geliehen bekommen.

Ursula ist seit Langem geschieden, hat eine erwachsene Tochter und seit anderthalb Jahren einen etwa gleichaltrigen Lebensgefährten, einen Bewässerungsingenieur, erfahre ich von Suse. Ihr Freund wurde leider vor einem Jahr nach Abu Dhabi versetzt. Das Paar skype fast jeden zweiten Abend, Ursula rezitiere dabei sogar Gedichte. »Sie achtet immer auf eine vorteilhafte Beleuchtung vor der Webcam«, erzählt Suse. »Die beiden können sich doch nur alle zwei Monate treffen.« Nur alle zwei Monate Sex. War das nicht auch Suses Frequenz? Aber ich halte die Klappe. Von Mengenangaben habe ich genug. Die Liebe ist kein Kochrezept.

Ich werde den Rest der Fahrt über was Neutrales reden.

Wirtschaft. Angebot und Nachfrage und wie das alles so zusammenhängt. Sind doch noch einige Stunden zurückzulegen.

»Bei den Menschen ist es wie in der Wirtschaft: Entscheidend ist die Binnennachfrage«, sage ich, als wir wieder im Cabrio sitzen und weiter Richtung Frankfurt düsen. Ich durfte nach vorne wechseln, Suse ist jetzt hinten. Ursula hat die Heizung im Auto angestellt. Ich spüre den warmen Wind. »Angebot und Nachfrage, das ist ein komplexes Zusammenspiel«, meint Ursula. »Da entstehen neue Märkte, im Kommunikationsbereich zum Beispiel.« Genau. Neue Entwicklungen sollten wir im Auge behalten. Das gilt besonders für die zwischenmenschlichen Beziehungen in einer alternden westlichen Welt.

Alte Kumpels, junge Geliebte:
Unterwegs im Sperrgebiet

Die Frau ab 50 und ihre gleichaltrigen guten Freunde: keine einfache Verbindung. Erst recht nicht, wenn der Kumpel eine blutjunge Geliebte anschleppt. Mit der ich dann gemeinsam grillen soll. Und dabei das verklärte Gesicht des guten alten Freundes anschauen muss, wie er an den Lippen seiner Angebeteten hängt, die »noch so frisch ans Leben herangeht«, wie mir mein alter Sportkumpel Winfried vorschwärmte. Während ich selbst mit meiner tollen Lebenserfahrung gerade noch gut genug bin, um die extrascharfe Grillsauce zu holen.

Meine Freundin Britt sieht das Problem inzwischen gelassen. Alte Männer mit jungen Frauen? Alte Frauen, die sich nicht mehr beachtet fühlen? »Es gibt Ungerechtigkeiten in der Welt, wo es mehr lohnt, sich darüber aufzuregen«, meint sie.

Dass Britt so locker ist, liegt vielleicht auch daran, dass sie sich neuerdings nicht mehr sonderlich für Männer zu interessieren scheint. Seit einiger Zeit schleppt Britt immer neue weibliche Bekannte an, die ein »echt interessantes Leben führen«, wie sie versichert. Zum Beispiel Lady Mona, geschätzte Anfang 50, die Britt über Tine kennen gelernt hat, nachdem Tine mit Lady Mona im Hundeauslaufgebiet ins Gespräch gekommen war. Mona heißt eigentlich Sabine und führt ein Dominastudio. Bei »Lady Mona« kommen Männer vorbei, die sich gegen Bezahlung auspeitschen lassen oder nur Monas lange, netzbestrumpfte Beine streicheln wollen. Ein Offizier der Luftwaffe lässt sich bei ihr Löckchen in seine Haare drehen, um Frau spielen zu dürfen. Mona alias Sabine sagt: »Man muss bei Männern immer auch die menschliche Seite sehen.«

Ich habe auch Winfried früher immer von der menschlichen Seite betrachtet. Er hat es nicht leicht gehabt, als ihn seine Frau wegen eines anderen verließ und es immer wieder Streit gab, wann und wie er die beiden Kinder sehen konnte. Es hatte sich eine kumpelige Nähe zwischen uns entwickelt. Doch dann schleppte Winfried Natalie an, 20 Jahre jünger als er.

Wenn ein alter Kumpel mit einer Frau aus einer späteren Generation aufkreuzt, fühlt es sich ein bisschen an wie Verrat. So als habe Winfried versucht, eine Abkürzung im Leben zu nehmen, während ich auf dem ehrlichen Pfad der Vergänglichkeit mit meinen gleichaltrigen Freunden weiter dahinstapfe. Wahrscheinlich nur mit begrenzten Chancen bei viel jüngeren Männern, falls ich scharf drauf wäre.

Ich habe es früher als luxuriös empfunden, dass Winfried mir ab und an Komplimente machte, wie toll ich nach einer Dreiviertelstunde joggen aussehe. Ich hatte dann das Gefühl, dass ich immer noch ein Tablett voller Möglichkeiten vor mir hertrug. Das war abgeräumt, als er mit Natalie ankam. Winfrieds Liaison mit Natalie dauerte jedoch nur anderthalb Jahre. Es lag nicht nur daran, dass sie Kinder wollte und Winfried, zweifacher Vater und geschieden, davor zurückschreckte.

Winnie hat sich bei mir gemeldet, nachdem Natalie gegangen war. Um düstere Gespräche im Cafe zu vermeiden, habe ich ihm einen Ausflug vorgeschlagen.

Wir wandern durch die Murellenschlucht in Berlin-Ruhleben, früher militärisches Sperrgebiet und heute ein Geheimtipp für Naturliebhaber. Neuerdings mache ich gern Touren aus Wanderführern. Ist fast wie Schnitzeljagd. Ich werde wohl kindlicher mit den Jahren.

»Diese Erwartungen von Natalie im Alltag«, sagt Winnie, während wir durch den lichten Laubwald spazieren, »das hat mich fertiggemacht. Man ist sowieso schon erledigt von der Arbeit, das wird ja nicht leichter mit den Jahren. Und dann sollst du am Abend noch Halligalli machen. Hat einfach nicht funktioniert.« Mein Mitleid hält sich in Grenzen.

»Vielleicht waren wir einfach zu unterschiedlich«, fährt Winnie fort. »Bei mir ist eben schon viel drauf auf der Festplatte im Hirn. Ich muss nicht jeden Tag neuen Input haben. Bei Natalie war das anders, die wollte immer los, raus, Leute kennen lernen, ein neues Programm.« Festplatte, Input, Programm: Winnie ist Umweltingenieur. Da löst sich Romantik offenbar in Technik auf.

Wenn Männer sich selbst entzaubern

Ich sage nichts. Ich habe keine Lust, die Mami zu spielen und erst recht nicht den seelischen Mülleimer. Andererseits muss ich fair sein: Winnie hat sich in schlechten Zeiten auch viel Gejammere von mir angehört. Über die kurze Verwirrung, in die mich die Begegnung mit dem Kollegen V.

gestürzt hatte. Oder über meine Ehekrise mit Christoph, als er seine 50-Stunden-Arbeitswoche zu einer 60-Stunden-Arbeitswoche erweiterte.

Es ist ein schöner Tag. Die Murellenschlucht ist ein Biotop, jede Menge seltene Schmetterlinge flattern hier herum. Das Gebiet mit dem alten Baumbestand wirkt friedlich, man kann sich kaum vorstellen, dass hier früher geschossen wurde.

»Das Schlimmste war«, reißt mich Winnie aus meinen Gedanken, »dass ich das Gefühl hatte, ich müsse Natalie ständig Bestätigung geben und ihr Selbstbewusstsein aufpäppeln. Weil sie davon zu wenig hatte. So was ist emotionale Ausbeutung.«

»Vielleicht war das der Deal«, gebe ich zurück. »Du stärkst ihr Ego, und dafür kriegst du tollen Sex. Und das gute Gefühl, noch bei einer jüngeren Frau punkten zu können.« Ich versuche ganz sachlich zu klingen. Ich bin Gesellschaftsjournalistin, und da ist man den Dingen analytisch auf der Spur. Wobei ich es im tiefsten Inneren verabscheue, wenn Männer sich selbst und die Liebe entzaubern mit diesem Wir-wollen-nur-junge-Frauen-Schema.

Zum Glück sind nicht alle so drauf. Von den 55- bis 60-jährigen Männern in nicht ehelicher Lebensgemeinschaft haben weniger als ein Drittel eine Gefährtin, die zehn oder mehr Jahre jünger ist, haben meine Recherchen ergeben. Bei den Verheirateten ist ein großer Altersunterschied noch seltener. Nach dem Bildungsstand wurde hier allerdings nicht gefragt. Ob sich besonders Akademiker jüngere Frauen suchen – das behauptet nämlich meine Freundin Lise –, ist nicht erfasst.

Ehrlicherweise muss man sagen, dass es auch eine andere Seite gibt. Die kenne ich selbst aus lange zurückliegenden Zeiten. Vielleicht war ich damals ein bisschen wie Natalie. Ich erinnere mich noch, wie ich vor über 30 Jahren Rick bewunderte. Er war zwölf Jahre älter als ich und Dokumentarfilmer. Medien, Fernsehen, so was gab damals immer einen Extrabonus bei jungen Frauen.

Durch meine Zeit mit Rick, der eigentlich Richard heißt, lernte ich Leute aus der Kulturszene kennen, die sonst nie ein Wort mit mir gewechselt hätten. Rick gehörte zu den Typen, die einen alten Daimler fahren, echte von nachgemachten Art-déco-Stühlen unterscheiden können und bei einer Frühstückseinladung anerkennend kommentieren, das weichgekochte Ei sei »comme il faut«.

Mir schießt das Bild durch den Kopf, wie ich mich als 23-Jährige in der Hängematte auf Ricks Dachterrasse räkelte und fragte: »Sag mal, warum stehst du eigentlich nicht auf gleichaltrige Frauen?« »Die haben schon so viel Frust in sich«, hatte Rick geantwortet. »Da ist dieser resignierte Zug um den Mund.« Damals war er 35 Jahre alt und kämpfte bereits mit seinem Bauchansatz.

Heute ist Richard 66. Seine letzte Lebensgefährtin verließ ihn, als sie die 40 knapp überschritten hatte, und nahm den gemeinsamen Sohn mit. Sein Alter sei nicht der Grund für die Trennung gewesen, betonte Rick mir gegenüber, ohne dass ich danach gefragt hätte.

Ich bin der Meinung, aus biologischen Gründen müssten sich eigentlich die Frauen jüngere Männer suchen. Wir Frauen haben eine höhere Lebenserwartung und sollten daher grundsätzlich die Älteren sein in einer Partnerschaft, um nicht so früh zu verwitwen. Diese Theorie hat sich aber leider noch nicht herumgesprochen.

Doch Winnie lässt sich von mir nicht in Klischeekisten packen. »Was heißt hier ›toller Sex‹? Also wenn du denkst, das Sexuelle allein hätte unsere Beziehung ausgemacht, dann liegst du falsch«, sagt er. »Ist auch auf die Dauer echt stressig, wenn du dauernd den wilden Hirsch machen musst, damit deine Freundin sich begehrt fühlt. Gott, ging mir das auf die Nerven.«

Computer statt Sex

Vielleicht lügt Winnie jetzt gar nicht mal. Nach einer Studie des Hamburger Gesundheitsforschers Frank Sommer haben Männer heute erheblich weniger Sex als in den 70er-Jahren. Schuld daran seien der Jobstress, die Emanzipation der Frau und die Ablenkung durch das Internet, mutmaßen Paarforscher. Nicht wenige Männer hocken lieber abends vor dem PC, als an Geschlechtsverkehr mit ihrer Lebenspartnerin zu denken.

Britt hat von ihrem alten Kumpel N. Ähnliches berichtet. N. hat auch eine 20 Jahre jüngere Freundin. Er klagte Britt gegenüber, jetzt, nach zwei Jahren, habe er schon keine Lust mehr auf Sex. Es sei alles so berechenbar geworden und so öde, nur noch das zu tun, was seine junge Freundin von ihm erwarte. Dabei will er mit der Frau ein Kind haben, eine Familie gründen. N. hatte es mit seinen 54 Jahren bisher noch nicht geschafft, eine richtig lange Beziehung zu führen. Das sind mir schon tolle Hechte: In jüngeren Jahren immer was von »Freiheit« erzählen, und dann, mit über 50, doch noch schnell Kinder und Familie haben wollen aus Angst vor Einsamkeit und Tod.

Aber ich will cool bleiben. Nicht moralisch werden gegenüber Winnie, das fühlt sich so opfermäßig an. Britt warnt ohnehin vor jeder Form von weiblichem Selbstmitleid: »Viele Frauen ärgern sich im Alter doch nur, dass sie nicht mehr die bequeme Bestätigung von irgendwelchen Statustypen kriegen wie mit 20«, sagte sie einmal zu mir. »Da soll man nicht die feministische Flagge hissen. Erinnere dich mal an den Größenwahn, den wir mit 20 hatten. Wie wir mitleidig auf die älteren Frauen heruntergeschaut haben. Wir glaubten, jeder zweite Ehemann ab 40 würde wegen uns sofort seine Frau verlassen. Das ist nun der Ausgleich.« Britt lässt manchmal Sätze raus, klar und kalt wie Gletscherwasser.

Doch sie hat Recht: Meine Jugendfreundin K. aus München, eine schlanke hübsche Frau mit langen, rotbraunen Locken, riesigen grünen Augen und allerlei anderen Schlüsselreizen, hat viele Männerbekanntschaften gehabt. Zwei B-Promis waren auch unter ihren Liebhabern. K. war als Werbekauffrau selbst beruflich nicht sonderlich erfolgreich und ließ sich von den Männern mitfinanzieren.

Mit Mitte 40, als die Aufmerksamkeit der Herren deutlich nachließ, verwandelte sich K. in eine scheinbare Radikalfeministin. Der Schönheitsstress und die Männer, die kaum noch Augen für sie hatten – all das war für sie jetzt der Beweis für eine zutiefst ungerechte Welt, in der es keine echte Liebe gab, sondern nur eine »himmelschreiende Benachteiligung« der Frauen, vor allem der jenseits der 40.

Auf K. mit ihrem Hang zu Statustypen trifft zu, was mir

der Freiburger Männerforscher Hans-Joachim Lenz erklärte. Er wies darauf hin, dass zum Beweis der Ungleichheit zwischen Männern und Frauen immer Herren in Spitzenpositionen herangezogen würden. Die meisten Männer aber sind keine Alphatiere, sondern rangieren im Mittelfeld. Das würde gerne ignoriert, meint Lenz. Auch von den Frauen.

In der Murellenschlucht kommen Winnie und ich jetzt an eine Abzweigung. Eine Treppe führt rechts nach oben. Hochlaufen oder weiter geradeaus? Die Beschreibung im Wanderführer ist unklar. Wir steigen die Treppe hinauf, was das Problem mit sich bringt, dass die im Wanderführer angegebene »große Wegkreuzung« nicht kommt. Das macht Touren aus Wanderführern so spannend: Man kann vom richtigen Weg abkommen. Ich hatte schon immer Orientierungsprobleme.

Von Gentlemen und Triebtieren

»Ihr Frauen denkt immer, wir hätten es besser«, nimmt Winnie den Gesprächsfaden wieder auf. »Aber das ist falsch. Männer trauen sich nur nicht, so laut zu jammern. Das ist das ganze Geheimnis.« Winnie geht mir heute zwar auf die Nerven, aber seine Ehrlichkeit habe ich an ihm schon immer geschätzt. Ich weiß noch, wie er sich mit seinem Kumpel S. vor einiger Zeit über das Altern unterhielt: »Das Schlimmste ist, wenn du am Bauch zunimmst, aber die Oberschenkel dünner werden«, hatte Winnie zu S. gesagt. »Das sieht richtig scheiße aus«.

Wir wanderten damals als Gruppe um den Hellsee in Brandenburg. Ich war richtig gerührt, dass die Männer untereinander so ehrlich über ihre Körper sprachen. Denn meist wird totgeschwiegen, dass Männer in späteren Jahren ziemlich aus der Form geraten und auch verweiblichen können. Der NDR-Fernsehmoderator Carlo von Tiedemann erregte vor Jahren ziemliches Aufsehen, als er ausplauderte, dass er sich mit 61 das Fett an der Brust habe absaugen lassen.

Männer verstecken ihre Fettansammlungen an Bauch und Brust lieber unter Markenhemden oder weiten Mänteln und setzen sich eine modische Brille auf, um alphamäßig rüberzukommen. So wie mein Ex-Ex-Lover Rick. Ich hatte Rick irgendwann mal gefragt, wie er es denn so aushielte, mit seinem 60-plus-Körper neben einer 35-Jährigen zu liegen. Ich hätte auch sagen können »auf einer 35-Jährigen zu liegen«, aber ich wollte nicht zu gehässig sein. Rick antwortete, es käme doch auf die inneren Werte an. Das waren ganz neue Töne.

Als er noch jünger war, hatte Rick behauptet, der Hang zu jungen Frauen sei bei ihm wie bei vielen anderen Männern ein »Tausende Jahre altes Programm im Hirn«, irgendwas »Biologisches«. Das ist genial, sich die Sachen immer so zurechtzulegen, dass sie gerade passen: Mal ist Rick ein vergeistigter, älterer Gentleman voller innerer Werte, dann wieder ein evolutionsgesteuertes Triebtier. So flexibel will ich auch mal sein.

Mein Wanderweg mit Winnie ist tatsächlich falsch, es kommt auch kein Schießplatz, wie im Führer angekündigt. »Wir laufen einfach weiter«, schlägt Winnie vor. »Ist doch eine interessante Route hier.« Am Wegesrand stehen große Spiegel. Sie gehören zu einer Kunstinstallation zur Erinnerung an Deserteure, die hier im Zweiten Weltkrieg hingerichtet wurden. »Männer mussten in den Kampf ziehen«, sagt Winnie nachdenklich. »Die hatten keine Wahl.«

Ich schaue Winnie verstohlen von der Seite an. Er humpelt kaum merklich. Sein Knie bereitet ihm offenbar immer noch Probleme. Nach einer Kreuzbandoperation hatte sich das Gelenk infiziert. Ein Held ist Winnie nicht mit seiner Wampe, der Stirnglatze und den Hängelidern über den kleinen Augen. Da hilft auch die eckige Gleitsichtbrille wenig. Fände ich ihn überhaupt attraktiv, wenn er nicht nur mein Kumpel wäre? Käme drauf an. Winfried könnte jedenfalls schon etwas charmanter zu mir sein. So wie früher. Oder so wie die Männer auf meiner Wanderreise im vergangenen Sommer.

Ich hatte eine Reise in die Schweiz gebucht. Allein, denn meine Familie wandert nicht gern. Am Zielort im Eiger-Gebiet stellte sich heraus, dass die Wandergruppe aus sehr gut trainierten Ruheständlern bestand. Ich war zehn Jahre jünger als die Rentner, die heute nicht mehr diese Sonnenhütchen mit schmalem Rand tragen, sondern Basecaps.

Die unterschätzte Rolle des männlichen Knies

Die Basecap-Truppe entpuppte sich als Balsam für meine Seele. Ich lauschte ergriffen den Erzählungen der alten Herren von ihren früheren Touren auf die Wildspitze oder zum Basislager des Mount Everest. Ich scheute mich aber auch nicht nachzufragen zu den Themen Bandscheibenvorfall, Kniearthrose und dem Sinn und Unsinn von Stützbandagen. Im Austausch für meine Aufmerksamkeit behandelten mich die Männer überaus ritterlich. Wie schön war es, dass ein Mann einen Wanderstock für mich aufhob oder mir bei Regen die Apfelschorle von der Terrasse in den Gastraum hinterherbrachte.

Wie nett war es, von einem der Männer zu hören, ich sei wohl der »jüngste Hüpfer« in der Gruppe. Und als ich auf dem Jungfraujoch wegen der dünnen Höhenluft schwächelte und schnurstracks umkehren wollte, standen die Herren um mich herum und redeten mir gut zu. Es fühlte sich an wie in alten Zeiten, als ich noch unter 40 war.

Dabei hatte ich nur Suses Tipps aus ihrem Blog beachtet. Suse beschäftigte sich in diesem ungewohnt versöhnlichen Beitrag mit den Flirtversuchen reifer Frauen mit betagteren Herren: »Wenn du auf einer Berghütte mit einem älteren Mann ein Gespräch anfangen willst, frage ihn erst nach seinen Gipfeltouren und dann nach seinen Knien«, hatte Suse unter dem Titel »Die Männerversteherin« geschrieben. Was bei Männern in späten Jahren sofortige Gesprächsbereitschaft erzeuge, wären Erkundigungen über funktionale Beschwerden der leichteren Art. »Erkundigt euch nach Knieproblemen, besser noch nach Sportverletzungen.« In der Frage schwinge die Anerkennung für die Sportlichkeit des Gegenübers mit.

Dass es sexy ist, wenn Frauen sich um die Verletzungen der Männer kümmern, kennt man aus diversen Filmen, wenn sich die Protagonisten nach dramatischen Situationen näherkommen, und die Frau dem verwundeten Mann das Blut von der Stirn tupft. So was funktioniert auch bei älteren Männern, da hat Suse Recht.

Ich könnte auch Winnie auf den Stand seiner Knieprobleme ansprechen. Aber ich habe heute keine Lust. Die Gefahr, zur Mutti zu werden, ist zu groß.

Wir wandern weiter unter Buchen und Eichen und kommen an einem verrotteten Unterstand vorbei. Vor der Wende haben hier die britischen Alliierten aufwändige Manöver durchgeführt. »Schon seit dem 19. Jahrhundert nutzte die deutsche Armee das Gelände«, erkläre ich. Davon ist heute nichts mehr zu spüren. Einige Hundebesitzerinnen führen im ehemaligen Sperrgebiet ihre vierbeinigen Lieblinge aus. Unsere Wanderroute stimmt immer noch nicht mit der Beschreibung im Führer überein, wir stoßen weder auf Ruheplätze noch auf breite Lichtungen. Nach einiger Zeit stellen wir auch fest, warum: Wir sind die ganze Tour falsch herum gelaufen. Rückwärts, gewissermaßen, weil wir zu Beginn an der Treppe falsch abgebogen sind. »Wir müssen den Wanderführer gegen den Strich lesen«, sagt Winnie, »dann finden wir zurück.« Es dauert eine Weile, bis wir die Orientierung wiederhaben.

»Ist jedenfalls eine spannende Ecke hier«, meint Winnie. »Hast du gut ausgesucht.« Ich frage mich, was er wohl tun würde, wenn ich auf dem Rückweg ein wenig schwächelte. Irgendwas von »dünner Luft« murmelte wie einst auf dem Jungfraujoch. Würde er sich kümmern? Würde er sich in einen edlen Ritter auf einem schwarzen Pferd verwandeln? Muss man als Frau in den mittleren Jahren erst umkippen, um Aufmerksamkeit zu erregen? Schluss mit den Phantasien für heute!

Ich muss mich sputen. Heute Abend bin ich mit Britt zum Essen verabredet. Tine und Lady Mona, alias Sabine, kommen auch. Privat spricht Sabine nur selten über Männer, weil das bei ihr zum Geschäftlichen gehört. Sabine redet lieber über Tiere, Natur und Esoterik. Ich werde ihr vom Biotop in der Murellenschlucht erzählen. Das eignet sich gut für einen Hundespaziergang.

Vielleicht kommen Britt und die beiden Frauen mal mit. An einem Sommertag wie heute. Allein schon die seltenen Schmetterlinge sind bemerkenswert. Winnie ist schon okay, aber was romantische Stimmungen an einem Nachmittag im Wald betrifft – das ist mit den Ladys vielleicht sogar leichter zu haben.

Tangokurs:
Im Wiegeschritt durch die Langzeitehe

Die Langzeitbeziehung! Sie ist immer noch die verbreitetste Lebensform im fortgeschrittenen Alter. Von den Frauen und Männern zwischen 50 und 60 Jahren haben rund drei Viertel einen Lebenspartner, darunter sind die allermeisten verheiratet. Doch die Langzeitehe bröselt: Laut Statistischem Bundesamt ist die Zahl der Scheidungen von Ehen, die 15 Jahre und länger dauern, innerhalb von zehn Jahren um fast ein Viertel gestiegen. Und das, obwohl die gesamte Zahl der Scheidungen in dieser Zeit leicht schrumpfte.

Ist die Langzeitehe also doch keine Oase der Sicherheit und Solidarität? Sondern vielmehr ein Sündenpfuhl aus Berechnung und Verrat? Was die Frage aufwirft: Kann ich was tun, damit meine Ehe auf Dauer lebendig und liebevoll bleibt?

Dazu gibt es eine ganze Menge Möglichkeiten: Ratgeberbücher, Reisen und Tanzkurse. Ich habe mich kundig gemacht. Derzeit befinde ich mich mit Christoph und einigen Freundinnen und Freunden im Selbstversuch: Wir üben in der Tanzschule »Tanzbär«. Christoph und ich haben den Grundkurs »Standard/Latein« gebucht. Heute wiederholen wir die Tangoschritte.

»Vergesst nicht: Dieser Tanz hat Kultstatus«, sagt Trainer

Eduard mit ernstem Blick. »Mit seinen harten, schnellen Bewegungen gilt der Tango weltweit als einer der erotischsten Tänze überhaupt. Vielleicht ist er deshalb nicht ganz einfach.« Einige Teilnehmer kichern, Eduard macht diesen Witz garantiert nicht zum ersten Mal.

Das hier ist die neunte Doppelstunde im Grundkurs. Suse, Jürgen und unsere Freunde Theresa und Günther sind mit von der Partie. Wir gehören zur brandheißen Zielgruppe vieler Tanzschulen: Langzeitpaare, die mal wieder »was Schönes« zusammen machen wollen. Etwas, das verbindet.

Dabei tut der »Tanzbär« alles, damit niemand auf die Idee kommt, es könnte sich um eine der Unterrichtsstätten alten Stils handeln, in denen wir mit 15, 16 Jahren unsere ersten Tanzstunden absolvierten. Um dann hoffentlich von dem Jungen, der am zweitbesten aussah, gefragt zu werden, ob wir mit ihm zum Abschlussball gehen wollten. Was die erste Gelegenheit war, ein Ballkleid zu tragen und sich die Haare kunstvoll zu einem Knoten auf den Kopf zu türmen. Wenn man bis zum Ende durchhielt.

Der »Tanzbär« wendet sich an schon länger Erwachsene. Der Unterricht findet deshalb zu Zeiten statt, die mit der Berufstätigkeit von Leistungsträgern mühelos vereinbar sind. Übermäßigen Alkoholkonsum oder Rauchen gibt es hier nicht. Man kommt in Paaren und Partnerwechsel sind in den Grundkursen kaum vorgesehen. Neue, heiße Bekanntschaften macht man so eher nicht. Die heiße Bekanntschaft soll ja der altvertraute Partner sein, den man hier auf dem Parkett gewissermaßen neu kennen lernt. Denn auch für die Langzeitehe fordern manche Paarberater, was Madonna in ihren Bühnenshows demonstriert: Man soll sich alle paar Jahre neu erfinden.

Die Deko im Ballsaal des »Tanzbär« ist dabei behilflich: Das schummrige Licht, die goldverzierte, gewölbte Decke, das glänzende Parkett und die Samtvorhänge neben der Spiegelwand verbreiten eine theatralische Atmosphäre. Ich habe den Verdacht, dass der große Spiegel ein bisschen streckt.

Ich habe in Gedanken mal durchgezählt, wie weit verbreitet das Tanzen als Ehehilfe in meinem Umfeld ist: Die Lodenbaums haben einen Grundkurs gemacht, und die Ehe besteht noch, obwohl sie den Kurs nach der siebten Doppelstunde abbrechen mussten. Werner Lodenbaum hatte sich einen Hexenschuss zugezogen, das hatte aber nichts mit der Tanzerei zu tun. Meine alten Studienfreunde Silke und Pit: Tango bis zur zweiten Aufbaustufe. Sogar eine Tanzreise nach Korfu haben sie unternommen. Da tanzt man dann zwei Wochen jeden Tag stundenlang, im Hintergrund das Meer. Romantischer geht es nicht. Silke begann eine Affäre mit dem Tangolehrer, die allerdings nur kurz dauerte. Die Ehe überstand die Sache mit dem Tangolehrer, und inzwischen gehen die beiden wandern in Tirol. Ist auch sehr schön.

Dann unsere Nachbarn Edith und Reiner: Grundkurs und zwei Aufbaukurse beim »Tanzbär«. Ich war beeindruckt von Reiners Fähigkeiten, den Rumba in erstaunlichen Varianten aufs Parkett zu legen. Die Ehe ist trotzdem im Eimer. Die beiden gingen sich außerhalb des Tanzsaales unsäglich auf die Nerven, da konnten sie Rumba und Salsa üben, so viel sie wollten.

Wer sich nahe kommt, tritt sich auch leicht auf die Füße

Die Idee mit dem »Tanzbär« hatte Suse aufgebracht. Christoph und ich haben schon im Voraus die zehn Doppelstunden »Standard-Latein« bezahlt.

So eine Paketbuchung ist heikel. Das erinnert mich an die Verträge in Fitnesscentern. Da bezahlen die Leute ein halbes Jahr im Voraus, um eine Motivation zu haben und Druck auf sich selbst auszuüben, regelmäßig zum Training zu gehen, schließlich hat man den Vertrag. Das führt aber dazu, dass der Besuch des Fitnessstudios mit einem Gefühl von Pflicht verbunden wird.

Pflichtveranstaltung! So weit will ich es mit dem Tanzkurs nicht kommen lassen. Aber »ein regelmäßiger Termin in der Woche müsste doch einzurichten sein«, habe ich zu Christoph gesagt. »Das ist ein fixer Tag, an dem wir zusammen was machen. Was mit Bewegung und Musik.« Christoph treibt keinen Sport neben seinem 55-Stunden-Job als IT-Berater. So ähnlich sind die Dialoge zwischen Suse und Jürgen und Theresa und Günther wahrscheinlich auch gelaufen. Und von einem Dutzend weiteren Paaren ebenso. Deswegen stehen wir hier, im Ballsaal des »Tanzbär«.

Die Kursteilnehmer und -teilnehmerinnen haben sich Mühe gegeben mit dem Anziehen und Schminken. Das hat sich nicht geändert seit der Tanzstunde von früher. Die Herren wirken rasiert, keiner hat Turnschuhe an, fast alle tragen Sakkos.

Eduard wiederholt den Tangogrundschritt. Christoph und ich befolgen brav die Anweisungen, er umfasst meinen Rücken und platziert sorgfältig seine Füße. Das fand ich schon immer gut an ihm, so eine gewisse Seriosität im Detail, das kommt nicht nur von seinem Job. Sich gegenseitig ernst nehmen, das ist eine wichtige Voraussetzung für eine funktionierende Ehe. Wie Paarforscher immer betonen.

Beim Tango schmiegt man sich ziemlich eng aneinander. Schließlich handelt es sich um einen erotischen Tanz. Oh, là, là, aus den Bars der Rotlichtmilieus in Argentinien. Trainer Eduard muss auch das mit dem Rotlichtmilieu immer mal wieder erwähnen. Wegen der körperlichen Nähe beim Tango gibt es eine Besonderheit: Der Herr und die Dame müssen ihre Füße seitlich versetzt gegeneinander platzieren. Sonst latscht man sich unweigerlich auf die Zehen.

»Es ist wie im Leben: Gerade wenn man sich sehr nahe kommt, muss man aufpassen, sich nicht auf die Füße zu treten«, erklärt Eduard. Tanzlehrer, Surftrainer und Bergführer peppen ihren Job heutzutage mit psychologischem Mehrwert auf. Das verlangt wohl der Kunde.

Dadam, dadam, dadadadam – wir schieben zur Musik, in der das Bandoneon nicht fehlen darf, über das Parkett. Das Wichtige dabei ist der Wiegeschritt zwischendrin, wo sich beide zusammen nach vorn und zurück bewegen.

So richtig lockerlassen kann ich nicht. Ich muss in Gedanken immer mitzählen. Lang, lang, kurz, kurz, lang, kurz, kurz, lang, lang, lang, äh, wie nochmal? Das Erotische beim Tango sind die Wechsel zwischen langsamen und schnellen Schritten. Das hätten noch nicht mal Marlon Brando und Maria Schneider im »Letzten Tango in Paris« richtig schön hingekriegt, deswegen wirken sie im Film laut Regie betrunken und durften beim Tanzen ruhig dilettieren. Ein billiger Kniff.

Wir sind nicht betrunken. Der Paartanz erfordert Konzentration. Das hier ist nicht das Gleiche wie zu Hause abhängen und einen 20.15-Uhr-Spielfilm gucken. Wo sich dann die anderen auf dem Bildschirm mit ihren Liebesproblemen im Grenzland zwischen Gewohnheit, Romantik und Tragödie abmühen und in entscheidenden Momenten immer noch irgendwer mit einer Pistole auftauchen kann, um die Sache in Schwung zu bringen.

Auch Günther und Theresa schwofen über das Parkett. Die beiden sind schon mehr als 20 Jahre zusammen, ihre Kinder schon fast groß. Sie kommen mehrmals aus dem Takt, und Günther tritt Theresa auf die Füße. Theresa wirft mir einen Blick zu und rollt genervt mit den Augen.

Das Totenglöckchen für die Ehe

Verächtlich die Augen verdrehen, weil der Partner irgendwas falsch macht: Das ist ein gefährliches Zeichen für eine Partnerschaft. Ist genauso schlimm wie absichtlich in eine andere Richtung schauen, wenn der Partner spricht. Oder sich vor Leuten abfällig über die Mutterbeziehung des Angetrauten äußern. All das fällt in die Kategorie Verachtung. Und da müssen die Alarmglocken schrillen, sagt der berühmte US-amerikanische Eheberater John Gottman. Wer den Partner erniedrigt, der schaufelt das Grab für die Ehe. Ein tiefes Grab.

Auch meine Nachbarin Edith hatte mir vor Jahren während eines Disputs mit ihrem Reiner in ihrer Küche einen verschwörerischen Blick zugeworfen und seufzend die Augen verdreht. Ganz so, als sei ihr Ehemann ein dummer Junge. Dabei ging es nur um Reiners Outfit. Er hatte ein bunt gemustertes Kurzarmhemd angezogen, Modell Hawaii, das seine blassen, dünnen Arme unvorteilhaft betonte. Das Augenverdrehen machte Edith nochmal zwei Wochen später: Da hatte Reiner die Sauce hollandaise nicht hingekriegt.

Nun wirken Hawaiihemden immer polarisierend. Und eine Sauce hollandaise gerinnt ganz schnell, wenn man nicht ständig rührt. Das Problem waren nicht das Hemd und die Sauce. Und auch nicht die Tatsache, dass Edith einen Roman von Rosamunde Pilcher las, was Reiner zu der Bemerkung veranlasste, das sei »klebrige Weiberliteratur«.

Die beiden verachteten sich. Da halfen auch die Tanzkurse nicht und nicht die Tatsache, dass Edith irgendwann mal Reizwäsche trug. Ich sah es, als sie sich bei uns aufs Sofa setzte. Zwei Jahre nach dem Sauce-hollandaise-Augenrollen reichte das Psychologenpaar gemeinsam die Scheidung ein, Strapse hin oder her.

Mich hat das aufgeschreckt. Ich verdrehe seitdem nur noch selten vor anderen Leuten die Augen wegen Christoph. Einmal hatte sich Christoph eine Motorradjacke mit großen grünen Schulterpolstern gekauft. Ich fand nicht, dass sie ihm doll stand und zog sein Outfit vor Suse und Jürgen ins Lächerliche.

Das zweite Mal habe ich mit den Augen gerollt nach einer abfälligen Bemerkung von Christoph in der Küche.

Britt, Suse und Jürgen waren zu Besuch und Christoph hatte behauptet, die Sängerin Katie Melua mache »Sülzmusik für Leute, in deren Leben nichts mehr passiert«. Ich hatte für 140 Euro zwei Karten für das Melua-Konzert gekauft und eigentlich gehofft, dass Christoph mit mir hingeht. Ich verdrehte die Augen, seufzte laut, bemühte mich, noch verächtlicher zu klingen als Christoph, und sagte: »Kann ich nichts dafür, wenn du Schönes immer heruntermachen musst. Du kannst so beschissen lebensfeindlich sein.«

Mit diesem Spruch hätte ich laut Gottman ziemlich laut das Totenglöcklein für unsere Ehe geläutet. Denn erstens rechtfertigte ich mich, das ist schon mal ganz schlecht. Zweitens äußerte ich eine Fundamentalkritik an Christoph und machte ihn drittens auch noch charakterlich runter, und das vor anderen Leuten. Das Katie-Melua-Konzert war übrigens dann doch recht nett. Britt kam mit, viele Frauen in mittlerem Alter, wenige Männer, es gab Popcorn am Eingang, und am Ende fielen weiße Ballons vom Himmel.

»Der Wiegeschritt«, holt mich Eduard ins Hier und Jetzt zurück, »ist das ästhetische Herzstück des Tangos. Das könnte bei euch noch lockerer aussehen. Kurz, kurz, lang – am besten, ihr sprecht die Akzentuierung innerlich mit.« Eduard kann so viel erzählen, wie er will. Diese Synkopen im Tango zu tanzen liegt mir einfach nicht im Blut, obwohl es toll aussieht, wenn jemand das kann. Edith und Reiner bewegten sich am Ende ihrer Ehe auch rassig übers Parkett, die Füße waren genau richtig versetzt und der Wiegeschritt bemerkenswert. Alles nur Show.

»Der Mann kann den rechten Arm eng um die Dame schlingen, die Dame den linken Arm eng an den Rücken des Mannes anlegen oder sportlicher eher unter die Achsel des Mannes. Ich persönlich bevorzuge die Haltung weit um den Rücken.« Eduard erklärt nochmal die Varianten der Handhaltung. Wir stehen eher brav da, Christoph hält meine rechte Hand weit nach oben, wie bei den anderen Standardtänzen. Man kann die Hände auch nach unten sinken lassen, das sieht dann richtig lässig und sexy aus. Aber wir sind nicht lässig, sondern eher die Standardversion.

Ein Bonus fürs Durchhalten

Die Standardversion ist ja nichts Schlechtes. In Langzeitehen sieht die so aus: Nach fünf gemeinsamen Jahren hat sich die Häufigkeit des Geschlechtsverkehrs halbiert. Mindestens. Wer immerfort heiße Nächte erleben will, müsste also im Alter zwischen 30 und 60 Jahren sechsmal den Lebensabschnittsgefährten wechseln. Das hat nur Liz Taylor geschafft, und die war auch nicht glücklich.

Die Standardversion bedeutet auch nicht, dass die Leute unzufrieden sind mit ihrer Beziehung. Es gibt – im Gegenteil – sogar einen Bonus fürs Durchhalten: Nach einer Erhebung von Kurt Starke unter Frauen nimmt die Zufriedenheit mit der Ehe vom ersten bis zum 20. Ehejahr kontinuierlich ab. Danach geht es wieder aufwärts: Bei Paaren, die nach 35 Jahren noch zusammen sind, äußern sich genau so viele Frauen sehr positiv über ihre Ehe wie bei den erst kurz Verheirateten.

In der Ehe ist es wie bei einer Bergwanderung: Während man sich bergauf quält, können einem die anderen mit ihrer Angeberei oder ihrem Gejammere auf die Nerven gehen. Doch dann, wenn man den Aufstieg geschafft hat und auf dem Rückweg ins Tal ist, findet man die Begleiter nett und ist dankbar, nicht allein zu sein.

Im »Tanzbär« setzt die Musik wieder ein. Wir sollen ein paar Variationen in die Grundfigur einbauen. Eins, zwei, Wiegeschritt und zum Abschluss eine Drehung. Man darf auch den ganzen Wiegeschritt drehen. Dadam, dadam, dadadadam. Zum Glück ist Christoph damit zufrieden, nur eine der möglichen Variationen zu üben, mit einer einfachen Drehung am Schluss. Ich mochte schon immer Männer, die mich nicht überfordern.

Tanzlehrer Eduard allerdings strebt nach Höherem: »Wir kommen jetzt zur Promenade!« Eduard demonstriert uns mit Kim, seiner Partnerin, wie man gemeinsam in der Tangofigur der »Promenade« Seite an Seite über das Parkett schleicht. Der Clou ist: Der Tanzpartner muss der Dame durch eine Öffnung der Paarhaltung anzeigen, dass er mit ihr jetzt die Promenade tanzen will. Idealerweise werfen beide dramatisch den Kopf herum in die Richtung, in die es gehen soll.

Die Promenade beginnt. Mein Knie rumpelt an Christophs Schienbein. »Du musst dich schon führen lassen«, meint Christoph. »Sonst wird das nichts mit der Promenade.« »Du musst« – solche Du-Botschaften sind ganz falsch in einer Ehe. Bei Auseinandersetzungen sollte es nur Ich-Botschaften geben, meinen Paarberater. Christoph hätte sagen sollen: »Ich fände es leichter, wenn du mir vertrauen und dich führen lassen würdest. Ich glaube, die Promenade würde harmonischer aussehen.« So ein manipulatives Gesülze haben wir dann allerdings doch nicht nötig.

Ist Humor wichtiger als Sex?

Ich bin heute gut gestimmt. Eheberater Gottman rät, jeden Tag eine positive Situation, eine gute Eigenschaft des Partners oder eine schöne gemeinsame Erinnerung wachzurufen und aufzuschreiben. Damit verbessere sich unser

Gefühl für die Partnerschaft. Ich stelle mir vor, wie das damals war, dieser Spaziergang mit Christoph auf Sylt, als wir erst einige Wochen zusammen waren. Wie wir harmonisch am Meer nebeneinander hergingen und ich mich tief mit ihm verbunden fühlte.

Nur habe ich leider trotzdem den Kopf zur Promenade in die falsche Richtung herumgeworfen. Eduards mahnender Blick fällt auf uns. Ein harmonisches Paar sieht anders aus. Jetzt könnte ich bei Christoph immerhin noch mit Witz weiterkommen: »Wollte nur mal nach der Maus da hinten in der Ecke sehen!«

Humor ist nämlich ganz wichtig in der Partnerschaft. Erst recht in der Langzeitehe. Das sagen alle Paarberater. Vielleicht wäre die Ehe von Edith und Reiner nicht geschieden worden, wenn sich Edith im Baströckchen an den Küchentisch gesetzt hätte, als Reiner mit seinem Hawaiihemd aufkreuzte. Oder wenn sie angesichts der geronnenen Sauce eine Tüte Maggipulver »Sauce hollandaise« aus der Schublade hervorgekramt hätte mit den Worten: »Endlich darf ich mal wieder Maggi nehmen. Ich habe so schöne Kindheitserinnerungen dran.« Positive Verstärkung. Ich-Botschaft. Humor. Alles drin.

Sogar zum Sex könnte Lachen eine Alternative sein, schlägt Arnold Retzer, Paarberater in Heidelberg, vor. Ist Humor wichtiger als Sex? Interessanter Punkt. Angeblich wird der Ehe von Prinz William und seiner Kate auch deswegen besondere Haltbarkeit vorhergesagt, weil beide den Humor ihres Partners schätzen. Die beiden waren zum Zeitpunkt der Eheschließung schon neun Jahre zusammen und die Frequenz des Geschlechtsverkehrs also vermutlich schon in den Keller gerutscht. Aber zusammen lachen, das können sie. Genau wie Charles und Camilla.

Etwas Theatralik ist dabei erlaubt. »Führ mich«, hauche ich Christoph ins Ohr. »Ich bin willenlos in deinen Armen.« So was ist genial, das habe ich von einem Crack der Paarberatung. Mein Gehauche ist eine Suggestion, die uns als wildverliebtes Paar imaginiert. Und solche Einflüsterungen sind wichtig, meint der hawaiianische Eheberater Spezzano.

Spezzano rät Leuten in Langzeitpartnerschaften, sich 14 Tage lang einzureden, dass der eigene Ehemann oder die Ehefrau genau die Eigenschaften habe, die man sich wünscht. Also dass er oder sie so lustig, großzügig und romantisch ist, wie man es gerne hätte. Ist doch alles nur eine Frage unserer Wahrnehmung. Und – Simsalabim! – mit ein bisschen Phantasie und positiver Nachhilfe kann man im Langzeitpartner den Romantiker wieder neu entdecken. Der war nur im Alltag verschüttet.

Das klingt logisch: Verliebte denken sich den Partner schön. Lange Verheiratete dagegen nörgeln sich den Gefährten oder die Gefährtin schlecht. Also warum dann in späteren Jahren nicht doch wieder mit positiven Einredungen aufwarten?

»Dadam, dadam, dadadadam«, im »Tanzbär« wechselt die Tangomusik, aber der Rhythmus bleibt. Auch die anderen Paare kämpfen mit der Promenade. »Der Herr eröffnet die Promenade«, ermahnt uns Eduard. »Erst dann folgt die Dame blitzschnell.« Der Mann soll der Frau zeigen, wo es langgeht, und das Paar soll dabei lässig und harmonisch wirken. Das ist ganz schön anspruchsvoll.

Suse und Jürgen tanzen schon ziemlich gekonnt. Sie haben die lässige Haltung mit den ineinander verschränkten Händen unten an den Hüften. Das sieht cool aus. Typisch Jürgen, in der Öffentlichkeit muss er immer ein bisschen angeben.

Suse und Jürgen passen eigentlich recht gut zusammen. Suse trägt ihre blondierten Haare schulterlang, hat schöne graue Augen und sieht mit den Lachfalten in ihrem wachen Gesicht weder älter noch jünger aus, als sie ist. Jürgen ist ein mittelmäßig erfolgreicher Architekt und zwei Jahre älter als Suse. Er ist keine Schönheit mit seinen Tränensäcken und dem wachsenden Bauch, kann aber witzig sein und hat einen analytischen Verstand. Jedenfalls wenn es nicht um seine Ansichten zur Geschlechterfrage geht, in denen die Evolutionsbiologie eine chauvinistische Rolle spielt.

Suse und Jürgen haben, seit ihre Tochter größer ist, einiges unternommen zum Thema »Frischerhaltung der Langzeitehe«. Vor allem ihre Reisen finde ich bemerkenswert. Jürgen sucht sich gerne spektakuläre Touren aus.

Erotische Hängebrücken

Suse und Jürgen haben mit Tochter Anna eine Kameltour am Rande der Sahara unternommen. Dann machten sie zu zweit eine Kunstreise nach Spanien. Sie flogen zu Konzerten nach Salzburg. Sie stehen auf der Warteliste für den »Ring« in Bayreuth. Sie trekkten in den Anden, wobei sie alte Hängebrücken überquerten. An diese Tour erinnere ich mich gut, denn Männer finden Frauen angeblich erotisch, wenn sie ihnen auf einer wackligen Hängebrücke begegnen. Das hat ein Experiment ergeben.

Bei den Reiseberichten der beiden schauen Christoph und ich immer betreten zu Boden. Wir haben als gemeinsamen Romantikurlaub ohne die Kinder nur eine Fahrt auf einem geliehenen Motorrad durch die Sächsische Schweiz zu bieten und eine Radtour an der Donau. Irgendwelche Gutscheine für Opernkarten schlummern uneingelöst in der Schublade.

Derzeit schauen wir am liebsten spätabends gemeinsam alte Folgen der Serie »Der Kommissar« auf DVD an, in Schwarz-Weiß. Meistens schlafe ich ein, bevor der Mörder gefasst ist. Christoph erzählt mir dann am nächsten Tag, wer es war. Die zweite Staffel »Kommissar« hatten wir uns gegenseitig zu Weihnachten geschenkt. Keiner wusste, dass der andere genau das Gleiche hübsch eingepackt hatte. Weil wir die Staffel nun doppelt haben, wollte ich Suse und Jürgen ein DVD-Set abgeben. Aber sie winkten ab. War ihnen zu altbacken.

Trotz der Tanzkünste der beiden wirkt Suse heute Abend auf dem Parkett nicht richtig gelöst. »Wir dürfen auch beim Tango lächeln«, hatte ihr Eduard seifig zugerufen. Idiot. Ich weiß, dass sich Suse manchmal unter Stress fühlt wegen Jürgen und Verlustängste hat. »Guck dir die Statistik an«, hatte Suse kürzlich geklagt: »Die Zahl der Langzeitehen, die geschieden werden, geht rasant nach oben. Und was passiert mit den geschiedenen Frauen? Viele bleiben allein. Die Männer aber nicht. Es ist ein fieses Gefühl, wenn du plötzlich den Eindruck hast, die Machtverhältnisse in der Ehe verschieben sich zu deinen Ungunsten.«

Laut Statistik ist in der Altersgruppe der 50- bis 55-Jährigen etwa jeder vierte alleinstehend. Bei den 55- bis 60-Jährigen hat von den Herren nur ein Fünftel keine Partnerin. Was auch daran liegt, dass Männer statistisch früher sterben als die Frauen.

»Weißt du, was für mich der Horror war?«, hat Suse mich gefragt. »Als ich mir bei Britts Geburtstagsfeier überlegte, ob Jürgen mich überhaupt noch ansprechen würde, wenn er mich heute auf einem Fest sähe. Vielleicht wäre ich ihm zu alt.«

Meine Großtante Zilly vertrat die Theorie des »Liebespolsters«. Sie meinte, Frauen sollten in jüngeren Jahren am besten einen Mann heiraten, der sie etwas mehr liebt als sie ihn. Dieses Liebesplus sei dann ein Polster fürs Alter »Dann nämlich, wenn du nicht mehr so jung und hübsch aussiehst«, hatte Zilly erklärt. Wenn die körperliche Anziehung sinke, müsse ein Batzen Extraliebe beim Mann vorhanden sein, um das auszugleichen.

Ich bin der Meinung, auch bei den Frauen muss ein Batzen Extraliebe vorhanden sein, um die Zumutungen des Alters beim Mann zu übersehen und zu überstehen.

Tanzlehrer Eduard wirft einen zufriedenen Blick in die Runde. Alle schieben hochkonzentriert über das Parkett. Ein mir unbekanntes Paar lässt es sich nicht nehmen, noch ein paar Extrafiguren einzubauen, bei denen sich die Dame dramatisch weit nach hinten beugt, der Herr über ihr, aber ohne sie zu berühren. Es soll im Tango so aussehen, als seien beide durch ein energetisches Band miteinander verbunden, hat Eduard mal erklärt. Die Lady streckt das Bein gekonnt in die Höhe, beugt es wieder und dreht sich blitzartig ein und aus. Die beiden kommen offenbar aus dem Fortgeschrittenenkurs. Christoph und ich tanzen nur Wiegeschritt und Drehung, ohne Promenade. Im Grunde hasse ich es, wenn man in Tanzstunden immer noch was und noch was an Schrittkombinationen drauflegen soll. Ist doch unnötig. Das Grundfeeling muss stimmen.

Die Musik verklingt. Die Stunde ist vorbei. Meine Füße tun weh. Ich trage Tanzschuhe, die ich beim »Tanzbär« gekauft habe. Typ »Broadway« mit fünf Zentimeter hohem Absatz. Ich habe der Versuchung widerstanden, die doppelt so teuren schwarzroten »Hot Desire« mit sieben Zentimeter Absatz zu nehmen. Die sehen verruchter aus, aber irgendwie sind meine Füße breiter und empfindlicher geworden mit den Jahren.

»Ihr seid alle klasse. Es würde sich für euch lohnen, den Aufbaukurs zu besuchen«, wirbt Eduard. Das nächste Mal endet unser Grundkurs. Wer will, kann danach aber auch hin und wieder nur am Samstagnachmittag zur »open class« kommen, ohne Anmeldung. »Ich würde lieber keinen regulären Kurs mehr machen«, meint Christoph. »Wir können in die ›open class‹ gehen, wenn wir Lust haben.« Gute Idee. Bloß nicht zu viel Pflicht.

Ich bin froh, im Vorraum meine Tanzschuhe ausziehen zu können. »Na, wie ist es so auf dem ›Broadway‹?«, fragt Christoph und grinst. »Kommt immer auf den Spielplan an«, gebe ich zurück. »Besser Komödie als Tragödie«, meint Christoph. Genau. Das gilt auch für die Langzeitehe.

Frauenfreundschaften:
Mädels, kappt die Müllkette!

Britt hat ihre eigenen Theorien zur Frage, wo Frauen in späten Jahren Romantik, Liebe und Zuspruch bekommen: »Freundinnen sind der Trost des Alters«, verkündete sie neulich. »So wie gutes Essen der Sex des Alters ist, gewissermaßen.« Britt schmeißt manchmal Dinge in einen Topf, dass einem die Haare zu Berge stehen. Oft ist aber was dran.

An einem ganz normalen Wochentag brachte mir Britt mal einen Strauß gelber Rosen mit, die ich gleich in eine Vase drapierte. »Frauen sollten sich mehr Blumen schenken«, behauptete sie. Ich stellte später zwar fest, dass die Rosen ein Sonderangebot aus dem Blumenladen bei mir um die Ecke waren, aber egal. Britt würde mir jedenfalls nie Rosen von der Tankstelle schenken. Sie hat Stil.

Frauenfreundschaften in den späten Jahren sind ein großes Thema. Die evangelische Exkirchenchefin Margot Käßmann widmete sogar ihren Bestseller »In der Mitte des Lebens« ihren Freundinnen. Damals war sie schon getrennt von ihrem Mann. Und in einem Buch über die Generation der über 60-Jährigen, dessen Autorin mir entfallen ist, las ich kürzlich, dass es im hohen Alter für Frauen am schlimmsten ist, wenn die engsten Freundinnen sterben. Da steht man dann am Grab ...

Suse reißt mich aus meinen Gedanken: »Doris hat nun mal eine furchtbare Mutterbeziehung gehabt. Doppelbödig. Unterschwellig aggressiv. So was wird man nicht mehr los im Leben. Kein Wunder, dass Doris immer wieder in Mobbingsituationen gerät. Schon mit ihrer Kollegin in der Praxis gab es Stress. Und jetzt wieder in ihrem Job im Krankenhaus mit dieser Ärztin. Typisch Doris. Sie kommt vom Regen in die Traufe. Ich kann dir nur sagen: Mobbing unter Frauen! Der Albtraum.«

Wir sitzen an einem Sommerabend in einem neu eröffneten Biergarten an der Spree, die Sonne steht glutrot über der Häuserkette im Westen. Ich habe trotzdem meine warme Fleecejacke mit, denn man weiß ja nie. Es ist einige Wochen her, seit ich Suse das letzte Mal getroffen habe. Und eigentlich habe ich keine große Lust, heute Abend über ihre Freundin Doris zu sprechen. Aber ich muss gar nichts sagen, ich muss nur zuhören. Was praktisch ist an Frauenfreundschaften: Es geht sehr oft ums Zuhören. Macht doch eigentlich keine große Mühe. Möchte man meinen.

»Es kann doch nicht sein, dass Doris ihr altes Problem mit dominanten Frauen immer wieder neu heraufbeschwört«, fährt Suse fort. »War doch klar, dass das Ärger gibt, wenn Doris der Oberärztin schon nach wenigen Wochen erklärt, sie möchte donnerstags immer früher gehen wegen ihres Akkordeonunterrichts. Akkordeon! Kein Wunder, dass sie bei ihrer Chefin jetzt als Freizeittante verschrien ist. Und am liebsten schon wieder kündigen will.«

Ich stoße einen leisen Seufzer aus. Doris, die als Physiotherapeutin auf eine neue Stelle in einem Krankenhaus gewechselt hatte, hat Suse am vergangenen Wochenende wieder hemmungslos vollgequatscht mit ihren Problemen. Jetzt krieg ich es ab, schon seit einer gefühlten halben Stunde. Frauen werden gerne zu Müllkutscherinnen und suchen einen freien Platz, wo sie den zuvor bei einer anderen Freundin aufgesammelten Unrat wieder abladen können.

Ich starre ins Wasser, um mich abzulenken. Idyllisch ist die Spree eigentlich nicht. Schon irre, was hier im Fluss so vorbeitreibt. Wer schmeißt eigentlich gebrauchte Aldi-Tüten und leere Bierflaschen ins Wasser? Das liegt am schönen Wetter. Im Winter treibt weniger Müll in der Spree.

»Frauenbeziehungen«, werfe ich ein, um auch mal zu Wort zu kommen, »können schwierig sein wie eine Ehe.« Ich erinnere Suse an die Fernsehserie »Sex and the City.« In den Episoden redeten die Frauen vor allem über Männer – wie man sich einen angelt, wie sie einen enttäuschen, und wie man über sie hinwegkommt. Die Frauen hielten zusammen und trösteten sich, als Samantha unter Ecstasy ihrem Boss eine Liebeserklärung machte, Carrie darunter litt, dass Mr Big aus New York wegziehen wollte, und Charlotte mit ihrem Scheidungsanwalt ins Bett gegangen war. Die Männer wechselten, die Freundinnen blieben.

Unter Wölfinnen

Während der Blick der Freundinnen auf die Männer zwischendurch kühl und berechnend war, herrschten in den Frauenfreundschaften bei »Sex and the City« meistens Solidarität und Verständnis. Kein Wunder, dass sich die Hauptdarstellerinnen hinter den Kulissen angeblich heftig stritten und in Interviews betonten, die Serie sei vor allem

»ein Job«. Eine von ihnen, Cynthia Nixon, lebt jetzt mit einer Frau zusammen. Der Grund, warum sie ihre Partnerin Christine so liebe, sagte Nixon in einem TV-Interview, sei deren Männlichkeit. »Eigentlich ist sie ein klein gewachsener Mann mit Brüsten.« Frauenbeziehungen können schon verwirrend sein.

»Weiß ich gar nicht, ob das unter Frauen wirklich so kompliziert sein muss«, entgegnet Suse auf meine Ausführungen. »Doris müsste nur mal an sich arbeiten. Ich glaube nämlich, sie strahlt subtil auch was Aggressives aus. Was Rücksichtsloses. Liegt an ihrem ungelösten Mutterproblem.«

Ah, die Psyche! Und das Reden darüber. Ich picke lustlos ein paar Brocken Gyros mit der Gabel auf. Das ist das offensichtliche Problem dieses Biergartens: Hier gibt es nur ziemlich fettes Essen. Gyros, Tsatsiki, Schafskäse, Oliven und dann dieser fuselige Wein: Eigentlich hätte ich lieber was anderes als griechisch gegessen. Aber Suse bestand darauf, heute hierherzukommen. Wegen der »wunderschönen Lage« an der Spree mit Westblick. Und wir wären bei unseren vergangenen Treffen doch immer beim gleichen Italiener gewesen, weil ich das so wollte. »Ich fühle mich zu alt für Pizza«, meinte Suse. »Außerdem braucht man Abwechslung, man sollte nicht so eingefahren sein.«

Suse legt sich alles immer schön zurecht. Ich sollte bei ihr mal einen strengeren Ton anschlagen, schießt es mir durch den Kopf. Das Psychogerede ist auch nur eine Masche, um sich überlegen zu fühlen. Aber Suse denkt wahrscheinlich, sie ist objektiv und hat den Durchblick. Heute geht sie mir ein bisschen auf die Nerven. Und das liegt nicht nur daran, dass ich mich mit Gyros, Krautsalat und dem nach Getriebeöl schmeckenden Hauswein zufriedengeben muss, weil Suse nicht zum Italiener wollte.

»Das mit der Aggression unter Frauen liegt in der weiblichen Natur. Merkt man bei den Tieren«, sage ich. Das habe ich von Tine. Meine Freundin Tine leitet alles menschliche Verhalten von den Tieren ab. Bei den Caniden – »Caniden« sind alle hunde- und wolfsähnlichen Tierarten – bekriegten sich die Weibchen heftiger als die Männchen, hat Tine erläutert. Während es bei den männlichen Wölfen um Rangordnungskämpfe gehe, wo eine Unterlegenheitsgeste reiche, um den Stärkeren zu befrieden, wollen Wölfinnen ihre Konkurrentinnen aus dem Rudel vertreiben oder gar totbeißen.

»Frauen können sich fertigmachen wie unter Wölfinnen«, erkläre ich. »Sag ich doch die ganze Zeit, da brauche ich nur an Doris und ihr Mutterproblem zu denken«, beharrt Suse. Irgendwie drehen wir uns im Kreis.

»Schreib doch mal was in deinem Blog über Frauenfreundschaften«, schlage ich vor. »Aber keinen Psychokram. Sondern was Brauchbares, welche Techniken besonders gut wirken und so weiter.« Schließlich gibt es jede Menge Ratgeber für Ehen, Flirts und Romanzen. Warum nicht auch ein paar Techniken für Freundschaften unter Frauen formulieren?

»Was meinst du mit Techniken?«, fragt Suse. »Das klingt so krampfig.« Ich lasse mich nicht kleinreden. »Zum Beispiel die 15-Minuten-Regel«, schlage ich vor. Die 15-Minuten-Regel stammt von einem Eheberater, lässt sich aber auch auf Frauenfreundschaften anwenden:

Paare, die kaum noch miteinander reden, bekommen folgenden Tipp: Setzt euch einmal die Woche für eineinhalb Stunden zusammen. Dann darf jeder 15 Minuten über sich reden, aber nicht die Gelegenheit nutzen, dem Gegenüber Vorwürfe zu machen, an ihm herumzunörgeln oder ungebetene Ratschläge zu geben. Der andere hört nur zu, unterbricht nicht, fragt vielleicht manchmal nach, kommentiert aber ansonsten nicht und bewertet auch nicht. Nach 15 Minuten ist der andere dran. Dreimal wird gewechselt. Danach sollen sich die Partner angeblich neu verstehen. Der Witz dabei ist, dass beide gleich lang zu Wort kommen. Niemand kann den andern totquatschen – oder totschweigen.

Wer redet am längsten?

»Genau 15 Minuten?«, meint Suse zweifelnd. »Da bräuchte man doch eine Uhr, damit das auch korrekt ist.« »Genau«, sage ich. »Ich habe beim Telefonat mit Theresa schon mal den Test mit der Wanduhr gemacht.« Meine Freundin Theresa spricht am Telefon immer sehr, sehr ausführlich über ihre Kinder. Und über ihre Gesundheit. Und den Stress mit dem Kollegium in der Schule. Theresa hält zwar umgekehrt auch die Klappe, wenn ich was erzähle. Von meinen gesundheitlichen Malaisen. Von den Kindern. Vom Stress in meiner Redaktion. Ich habe jedoch öfter den Eindruck, ich rede irgendwie kürzer. Während Theresa doch sehr ausführlich aus ihrem Alltag und ihrem Innenleben berichtet.

Neulich habe ich auf die Wanduhr in der Küche geschaut, als Theresa und ich miteinander telefonierten. Fast eine Stunde waren wir in der Leitung, ist ja kein Problem mehr, weil jeder in der Familie über einen eigenen Telefonanschluss verfügt. Die tragbaren Festnetztelefonhörer sind ein großes Geschenk für die weibliche Kommunikation: Ich kann den Hörer daneben legen, auf laut stellen und (unter verhaltener Geräuschemission) Töpfe abspülen, während mir die Freundin aus ihrem Leben berichtet.

Theresa sprach wie immer en detail: Sie hat eine neue Craniosacral-Therapeutin gegen ihre Kopfschmerzen, ihre Tochter machte eine langwierige Grippe durch – »Nicht nur eine Woche, zwei Wochen!« –, und Theresa hat Symptome verstärkten Haarausfalls bei sich festgestellt – »Mein Friseur sagt, das ist normal im Frühjahr, glaube ich aber nicht.« –, außerdem hat ihre Schulleiterin und Vorgesetzte sich überraschend krankgemeldet – »Burn-out! Die Kollegen sagen es nur nicht so offen.«

Ich ergriff dann, allerdings erst nach 20 Minuten, das Wort und erzählte Theresa von personellen Wechseln in der Redaktion, meinem Hexenschuss – »Wandern geht erst mal nicht am Wochenende« – und dem erschreckenden Arbeitspensum meines Sohnes – »Die haben heute eine 38-Stunden-Woche, die Hausaufgaben noch nicht eingerechnet.« Ich kam eher kurz zu Wort. Dachte ich. Doch beim Blick auf die Wanduhr wurde ich objektiv eines Besseren belehrt, denn auch mein Vortrag hatte sich deutlich über die zulässigen 15 Minuten ausgedehnt.

»Ein bisschen Kontrolle durch die Technik ist gar nicht so schlecht«, erkläre ich und nippe am griechischen Hauswein, den man irgendwie hinunterbringen muss. »Ich sage nur: Wanduhrprinzip!«

Ich habe meinen Telefonerfahrungsbericht ausführlich

gehalten, schließlich geht es um neue Techniken in Frauenfreundschaften. Mir ist nicht entgangen, dass Suse öfter mal abwesend war und den Blick zum Wasser schweifen ließ. Dort treiben gerade leere Getränkedosen mit kyrillischer Aufschrift vorbei. Auch ein halber Kleiderschrank schwimmt im Fluss. Was erstaunlich ist, normalerweise fischen die so was schon raus. Zumal die Spree wirklich langsam fließt durch Berlin, mit nur ein paar Zentimetern pro Sekunde. Der Fluss wirkt heute recht brackig.

»Also das Wanduhrprinzip passt doch gar nicht mehr in die Zeit«, sagt Suse und zieht die Augenbrauen hoch. Sie hat ihr Gyros erst halb aufgegessen und schiebt den Teller mit dem fettigen Fleisch und den Reisnudeln zur Seite. Macht sie wieder eine Phase des Kalorienzählens durch? In letzter Zeit ist sie etwas runder geworden, wie wir alle über 50. Ich sage dazu jetzt nichts. Beim Italiener hätten wir mehr Auswahl gehabt, auch an Salaten.

Elektronische Monologe

»Heute läuft die meiste Kommunikation doch über E-Mail«, fährt Suse fort. »Genau betrachtet telefoniere ich eigentlich nur noch mit Doris ausführlich. Bei vielen Freundinnen schicke ich lieber eine Mail, da weißt du dann, dass du sie damit nicht störst. Du schreibst einfach so vor dich hin und drückst dann auf ›senden‹.« E-Mails seien wie ausgetauschte Monologe. Wenn sich die andere nicht dafür interessiere, brauche sie nur flüchtig drüberzulesen. Man schicke sich sozusagen gegenseitig seine Ergüsse zu. »Ist die perfekte Kommunikation unter Frauen«, behauptet Suse.

Ich schaue betreten auf meinen Krautsalat. Suse hat mir den Wind aus den Segeln genommen. Sie hat ja Recht. E-Mails zu schicken erspart uns manche Risiken, die sonst die Kontakte zu hochsensiblen Freundinnen empfindlich stören könnten. Sätze wie: »Du, ich habe jetzt gerade keine Zeit«, oder: »Fass dich bitte kurz, ich muss gleich weg«, die beim Gegenüber leicht den Eindruck erwecken können, wir interessierten uns nicht für sie oder jedenfalls nicht im gleichen Maße wie umgekehrt, solche Sätze fallen nicht mehr, wenn man sich E-Mails schreibt. Und auch beantwortet.

Wobei ich neulich mit Theresa die mulitmediale Variante praktiziert habe: Während mir Theresa am Telefon davon berichtete, dass ihre Craniosacral-Therapeutin vielleicht doch nicht die Richtige sei – »Die spür ich überhaupt nicht, das ist ja nur teuer bezahltes Handauflegen« –, schaute ich nebenbei in meine E-Mails. Ich beantwortete eine Mail von Britt, während Theresa am Telefon gerade bei ihren Problemen mit der hormonell bedingten Gesichtsbehaarung angekommen war.

Doch dann machte ich den Fehler, den Computer anschließend runterzufahren. Theresa hörte durchs Telefon das leise Gongsignal. »Hast du eben etwa die ganze Zeit deine E-Mails abgerufen?«, fragte sie entgeistert. Ich verneinte. Man darf notlügen, um Kränkungen zu vermeiden. Das machen die Chinesen dauernd, für die sind Lügen eine »List«, was ich für eine nützliche Sichtweise halte. Im Nachhinein würde ich es aber als stillos bezeichnen, zu telefonieren und dabei Mailverkehr zu betreiben.

»Ich meine nicht nur Telefonate, wenn ich vom Wanduhrprinzip rede«, erkläre ich Suse. »Diese Regel sollte man auch auf das Gespräch von Angesicht zu Angesicht anwenden. Der Live-Dialog unter Frauen sollte genauso ausgewogen sein. Logisch.« Ich habe nicht vor, Suse das Feld zu überlassen. Es stört mich, dass sie sich so souverän gibt und mir dabei auch noch den Müll von Doris zugeschoben hat.

Vielleicht ist es ein Problem, dass wir beide eher der dominante Typ sind, Suse und ich. Dabei mag ich sie sehr gern. Tine würde sagen: Wir haben das »Rennmaussyndrom«. Wüstenrennmäuse sind gesellige Tiere. Zwei Weibchen leben aber nur dann harmonisch miteinander, wenn sich eines unterordnet. Sonst gibt es Stress und Gerangel, wobei die Gewinnerin die Unterlegene bespringt und ein Duftsekret aus ihren Bauchdrüsen auf die Gefährtin sprüht. Die so Bedachte kann sich durch den gleichen Akt wieder Überlegenheit verschaffen. Anstrengend. Aber das Rennmausgerangel ist immerhin nicht so zerstörerisch wie die Vernichtungskämpfe unter Wölfinnen.

Die Sonne ist tiefer gesunken. Mir fällt was ein: »Man kann das Wanduhrprinzip ergänzen«, schlage ich vor. »Zum Beispiel durch die 5-zu-1-Regel.« Die 5-zu-1-Regel ist ein Grundsatz des US-amerikanischen Starpsychologen John Gottman. Nach dieser Regel müssen auf eine negative Interaktion oder eine negative Botschaft zwischen zwei Partnern mindestens fünf positive Interaktionen oder Botschaften kommen, damit die Beziehung hält. Übertragen auf die Kommunikation unter Frauen, erst recht unter älteren Frauen, wäre diese Regel geradezu revolutionär.

Die 5-zu-1-Regel rettet Frauenfreundschaften

Nach dieser Regel müssten auf ein Gejammere unter Freundinnen über Gewichtszunahme oder über desinteressierte Männer oder über Doris' Leiden als Mobbingopfer mindestens fünf positive Botschaften folgen. Also eine Bemerkung über die von Suse vorgeschlagene tolle Location hier an der romantischen Spree, den eigentlich doch ganz gesunden Krautsalat, der den Darm gut putzt, die Feststellung, dass der Biergarten hier bestimmt Griechen gehört, die unser Geld gerade in diesen Zeiten gut gebrauchen können und wir daher hier was Gutes tun. Die Tatsache, dass ich am vorvergangenen Wochenende – vor dem Hexenschuss – eine wunderschöne Wanderung um drei Seen gemacht und bis zum Schluss durchgehalten habe. Und ein Kompliment für den neue Haarschnitt von Suse, mit dem vorteilhaften Schrägpony.

»Gute Regel, kommt mir aber ziemlich anstrengend vor«, meint Suse, als ich ihr das Prinzip samt Beispielen erklärt habe. Trotzdem grinst sie in sich hinein. Macht sie natürlich, weil sie nicht nur das Kompliment über den Biergarten freut, sondern vor allem das Lob ihres neuen Haarschnitts, das ich geschickt in meine Darlegung eingebaut habe. Wobei ich beim Schrägpony nicht das Wort »vorteilhaft« verwendet habe. Das hätte nämlich schon wieder eine Kränkung bedeutet, denn »vorteilhaft« hieße ja, man wolle damit irgendwelche »Nachteile« verbergen, und Suse hätte darauf garantiert gesagt: »Meinst du wirklich, meine Stirnfalten sind so schlimm, dass ich die Haare drüberhängen muss?«

Schluss mit den Stirnfalten heute Abend. Inzwischen ist

die Sonne schon fast hinter der Häuserkette im Westen verschwunden, man sieht nur noch einen glutroten Streifen. Die Spree schillert grünlich, aber es sieht nicht nach Umweltschmutz aus. Obwohl ich gerne mal wissen würde, wie viel Müll auf dem Grund des Flusses liegt. Einmal haben sie eine Säuberung gemacht und nicht nur ein versunkenes Auto, sondern sogar eine Leiche im Fluss gefunden. Gut, dass man nicht immer alles sehen kann, sondern das Wasser gnädig darübergleitet.

»Die Idee ist schon gut mit dem Freundschaftsthema im Blog«, meint Suse und stützt ihr Kinn in die Hand. »Ist mal was anderes als dieser heteronormative Terror.« Ihr geht genau wie mir das Paarschema in der Werbung auf die Nerven, immer nur der Doppelpack, Weiblein mit Männlein. Selbst in den PR-Broschüren für Seniorenwohnanlagen sitzen grauhaarige Gentlemen mit den Damen im Restaurant, obwohl sich die Männer in dieser Altersgruppe oft genug schon unter der Erde oder in höheren Pflegestufen befinden.

Ich denke an meine Großtante Zilly, die ihren Ehemann im Krieg verloren hat und mir erzählte, dass in der Nachkriegszeit die meisten Frauen gar nicht »heteronormativ«, also in einer Zweierpartnerschaft mit einem Mann, leben konnten. Zilly nannte das natürlich nicht so. Es waren einfach keine Männer mehr da. Und die wenigen, die es noch gab, führten sich auf wie die Paschas oder waren durch den Krieg traumatisiert, schilderte meine Großtante.

In der Nachkriegszeit habe es nur zwei Möglichkeiten gegeben: entweder die Frauen konkurrierten wie verrückt um die letzten Männer. Oder sie taten sich zusammen und waren solidarisch. Meistens war es ein Hin und Her zwischen beiden Varianten. In den Zeiten, in denen viele Frauen keinen Mann hatten, litten sie jedenfalls nicht so sehr unter dem Gefühl, ein zweitrangiges Beziehungsleben zu führen, erzählte meine Großtante.

Das gilt auch heute für die Frauen, in deren Altersgruppe viele Damen keinen Partner mehr haben. Nach Studien des Sozialforschers Ralf Schwarzer von der Freien Universität Berlin fühlen sich beispielweise alleinstehende Krankenhauspatientinnen im Rentenalter durch ihre sozialen Netzwerke stärker gestützt als alleinstehende Patientinnen in jüngeren Altersgruppen.

Frieden mit der inneren Rennmaus schließen

»Es gibt einen Glücksindex«, erzählt Suse. »Danach haben die Menschen mehr Spaß, wenn sie mit Freundinnen und Freunden zusammen sind als bei der Interaktion mit dem Ehepartner. Das haben Studien des britischen Glücksforschers Richard Layard ergeben.«

Mir wird wärmer ums Herz, obwohl die Sonne jetzt verschwunden ist. Suse ist schon in Ordnung. Wahrscheinlich war sie vorhin nur gestresst. Eigentlich auch ein netter Zug von ihr, dass sie sich immer den Kram von Doris anhört. Kein Wunder, dass sie versucht, den Müll dann bei ihren anderen Freundinnen unterzustellen. Mädels, unterbrecht die Müllkette! Das wäre eine weitere wichtige Regel für das Freundschaftsthema im Blog.

Auf der Spree fährt ein Ausflugsdampfer vorbei, offenbar zu seiner nächtlichen Anlegestelle irgendwo in der Stadt. Das Schiff ist fast leer. Das Personal winkt uns fröhlich zu, sie haben Feierabend. Wir Gäste im Biergarten grüßen zurück. Der Kellner kommt, ob wir noch was bestellen wollen, vielleicht ein Dessert?

»Wir schlagen zu«, sagt Suse. »Die haben hier gebackene Teigblätter mit Honig. Wurschtegal, das mit den Kalorien.« Gute Idee. Ich bestelle noch ein Glas vom Hauswein, diesmal als Schorle. Gemischt mit Mineralwasser ist das Zeug trinkbar. Suse fährt heute, das haben wir schon abgemacht.

Alles wird gut. Wir müssen nur die Wüstenrennmaus in uns akzeptieren. Dann können wir auch wieder richtig nett sein. »Man sollte sich öfter mal Blumen schenken«, verkünde ich. »Erst recht unter Freundinnen.« Hat Britt neulich auch gesagt. Als sie mit den Sonderangebotsrosen bei mir aufgekreuzt ist.

Neue Wohnformen für Ältere:
Heikler Grenzverkehr

Hausgemeinschaften. Mehrgenerationenhäuser. Oder doch eine Alters-WG mit guten Freundinnen und Freunden? In den Medien ist viel von neuen Wohnformen für Ältere die Rede. Aus gutem Grund: Wir können in den späten Jahren nicht nur auf Zweisamkeit und Familie setzen. Auch wenn in Fernsehserien drei Generationen mehr oder weniger friedlich an einem Tisch sitzen und grauhaarige Paare durch das Abendprogramm schweben, die schwer verliebt sind – die Wirklichkeit sieht anders aus. Sie besteht aus Trennungen, Todesfällen und erwachsenen Kindern, die weit weg von den Eltern wohnen. Zu viele Leute leben allein, die das nicht unbedingt wollen.

Britt meint, jeder Mensch sollte einen Gesprächspartner in der Nähe haben, bei dem man spontan vorbeikommen kann, um zusammen zu frühstücken oder ein Glas Wein zu trinken. Auch sei es praktisch, Leute zu kennen, die mal für einen einkaufen, wenn man krank ist. Und gemütlich wäre es, wenn man mit seinen Nachbarn am Sonntag den »Tatort« gucken könnte, ganz zwanglos. Schon verrückt, dass wir uns jetzt, wo jeder sein eigenes Leben hat, wieder nach den Strukturen von Großfamilie und dörflicher Nachbarschaft sehnen.

Ich habe auch meine Phantasie einer trauten Hausgemeinschaft, erst recht, wenn ich ohne Christoph leben würde und die Kinder ausgezogen wären: Ich komme abends heim, und genau dann, wenn mir danach ist (und keine Minute früher), klingelt die Freundin an der Tür, die passenderweise einen Stock höher wohnt. Sie fragt, ob ich was mitessen will von ihrer Biogemüsepfanne. Bei ihr sitzt schon der mittelalte Nachbar aus dem Erdgeschoss mit den warmen Augen, der so schön Oboe spielt. Beide erkundigen sich, wie mein Tag so war. Die Freundin erzählt nichts Langatmiges von ihrer Mobbingsituation im Büro, der Nachbar redet ohnehin wenig, hört aber meinen Ausführungen immer gerne zu. Dann klopft noch die Lady aus dem Dachgeschoss an, die Expertin für Rückenmassagen ist und den Hausbewohnern gerne einen Dienst erweist …

Schönes Bild, bloß gibt es so eine Hausgemeinschaft nur in meiner Phantasie. Forschungen belegen zwar: Wer zu viel Zeit am Tag allein verbringt, ist nicht so glücklich wie jemand, der sich mindestens einmal am Tag in einer Gruppe bewegt. Zusammenleben liegt in unserer Natur. Aber in unserer Natur liegt leider noch so einiges andere. Und das ist das Problem.

»Gundel, jetzt sag mal genau, was dir stinkt«, fordert der Herr mit dem grauen Wuschelhaar. Ich sitze mit Britt im Montagsmeeting der Wohnbaugenossenschaft »Grünspan«. Gundel hat den Bernstein in die Hand genommen, ein Zeichen, dass sie etwas ansprechen will, das ihr nicht passt.

Grünspan ist ein öffentlich gefördertes Wohnprojekt. Auf einem Neubaugrundstück entstand ein Block mit 20 Wohnungen, wo Leute verschiedenen Alters, Singles, Alleinerziehende und Paare in einer lockeren Hausgemeinschaft leben. Alles ist ökologisch gebaut, mit viel Holz und Grün. Wer auf den Laubengängen zu seiner Wohnungstür läuft, kann den anderen in die Küchenfenster gucken.

Unsere Freundin Lise wohnt seit Kurzem in dem Block. Britt interessiert sich auch dafür. Seit dem frühen Tod ihres Mannes und dem Auszug ihres Sohnes hat sich Britt zwar mit dem Alleinleben arrangiert, wäre aber offen für Neues. Ich kenne aus meiner journalistischen Arbeit schon einige solcher Wohnprojekte und bin aus Neugier mitgegangen.

Lise hat uns flüsternd die Sache mit dem Bernstein erklärt. Der Stein geht zu Beginn des wöchentlichen Meetings rum, und wer ihn fest in die Hand nimmt, kann offen sagen, was ihm stinkt. Die machen das hier professionell. Das ist nicht mehr wie früher in der WG.

Basisdemokratie in der Wohngruppe

Ich erinnere mich an unsere Studentenwohngemeinschaft vor 30 Jahren. Ich weiß noch, wie Peter, genannt Pit, damals sagte: »Also ich hasse Abspülpläne. Sind wir hier bei den Pfadfindern oder was? Lass uns den Küchenkram eher spontan machen, so wie man eben drauf ist.« »Spontan« war damals die Chefideologie, und Pit war der Boss, was mir damals aber nicht auffiel. In der Folge war Pit derjenige, der ganz spontan am wenigsten abwusch. Einen Bernstein hatten wir leider nicht.

Bei Grünspan haben bestimmt alle Geschirrspülmaschinen. Und jeder verfügt über ein Mitbestimmungsrecht. »Ich finde, der Vorhof könnte aufgeräumter sein«, sagt Gundel. »Warum liegen die Holzbohlen für die Pergola neben den

Hauseingängen? Sieht aus wie auf einer Baustelle. Pflanzen können wir deshalb auch nichts vor den Eingängen.« Klingt logisch. Aber warum meinte eigentlich der Typ mit dem Grauschopf, Gundel extra zum Reden auffordern zu müssen? Ist er der selbst ernannte Chef hier?

Dabei finde ich die Leute sympathisch. Außer Lise und ihrer Freundin Inge sind noch zwei ältere und eine jüngere Frau dabei, der Typ mit dem grauen Wuschelkopf, ein älterer und ein jüngerer Mann und ein Paar in den mittleren Jahren. Die Leute schauen so aus, als sägten und malerten sie viel herum in ihren Wohnungen. Ich sehe weite Hemden, Sweatshirts, nur einen Sakko. Hier im Projekt ist Eigenarbeit gefragt. Die Grünspäne planen nicht nur einen Gemeinschaftsgarten und eine ehrenamtliche Kinderbetreuung im Haus, sondern auch Freizeiträume im Souterrain. Das hat Britt mir auf der Herfahrt erzählt.

Eine Frau mit langer roten Mähne, die ich als die Jüngste hier verorte, meldet sich zu Wort: »Die Holzbalken vom Hof zu schaffen und hinten am Grundstück zu lagern, halte ich für unpraktisch. Auf diese Schlepperei habe ich keine Lust. Ich würde lieber noch etwas mit der Bepflanzung warten, Gundel.«

Es ist beruhigend, dass sich die Frauen hier über das Schleppen von Holzbalken unterhalten. Konkrete Themen zum Anfassen, so was ist gut in Gruppen. Nicht zu viel Psycho, erst recht nicht unter Frauen. Eine Bekannte, Frau K., die zehn Jahre in einer Hausgemeinschaft nur mit Frauen in Berlin hinter sich hat, beklagte sich einmal bei mir: »Frauen sind oft so distanzlos. Das macht Gemeinschaften im Alter schwierig.«

In ihrem Hausprojekt mit Frauen im Alter zwischen 40 und 70 Jahren hatten die Bewohnerinnen Einzelappartements mit eigenen Küchen und Bädern gemietet. Die breiten Flure im Haus dienten als Gemeinschaftsflächen. Dort standen große Tische für gemeinsame Mahlzeiten. Als ich Frau K. besuchte, waren im ersten und zweiten Stock die Tische unbenutzt und an die Wand geschoben. Im dritten Stock stand ein Blumenstrauß auf dem Tisch. Nur in diesem Flur aßen die Frauen regelmäßig zusammen. »Ist eine Frage der Chemie, ob das überhaupt klappt mit dem Zusammenleben«, meinte Frau K. Sie wohnte im ersten Stock.

Ich lernte von ihr, dass in Hausgemeinschaften mit Frauen folgende Sätze tödlich sind: »Hella, ich glaube, du hast ein Mutterproblem«, und: »Lass uns die regelmäßigen Treffen nicht mehr alle zwei Wochen veranstalten. Einmal alle zwei Monate reicht auch«.

Zwei Frauen in diesem Projekt hassten sich am Ende so sehr, dass die eine der anderen untersagte, an ihrer Tür zu klingeln. »Du setzt mich sonst unter Druck, weil ich öffnen muss«, klagte die Bewohnerin. »Ich fühle mich in meinen Grenzen verletzt.« Sie brachte einen Block mit Klebezetteln und einen Bleistift an ihrer Tür an. Darauf konnten die Wohnungsnachbarinnen schriftliche Nachrichten hinterlassen.

Der Grenzverkehr zwischen Menschen ist heikel, vor allem in den späten Jahren, wenn wir schon ein bisschen starrsinnig sind. Zu viel Nähe tut auch nicht gut. In einem Hausprojekt mit älteren Frauen in Niedersachsen blieben die Bewohnerinnen bewusst beim »Sie« untereinander. Das Projekt hält sich schon seit langer Zeit.

Alte Katzen unter sich

In unserer Straße wohnt unsere Bekannte Edith, lange mit Reiner verheiratet und Mitbesitzerin einer dünnwandigen Doppelhaushälfte. Sie hatte ihrer neuen Nachbarin schon nach einer Woche das »Du« angeboten. Ein schwerer Fehler. Die Frau beschwerte sich alsbald, dass Edith im Sommer ihr Fenster offen ließe, wenn sie sich ihre Haare föhne: »Es ist nicht auszuhalten, dieses Dröhnen, wenn du deine Haare trocknest.« Wäre Edith beim »Sie« geblieben, wäre es der Nachbarin schwerergefallen zu sagen: »Frau Burger-Niederhaus, es ist ein bisschen laut, wenn Sie im Sommer Ihr Fenster auflassen und Ihre Haare föhnen.« Die Schwelle für Fiesigkeiten liegt höher, wenn man sich vorher nicht zu nahe gekommen ist.

Unsere Reihenhaussiedlung ist spießig. Bei uns war auch noch kein Journalist, um etwas über die Gruppendynamik unter Nachbarn jenseits der 50 zu erfahren. Sonst hätte ich ihm erläutert, dass in Reihenhaussiedlungen die unausgesprochene »Der-Lieblingsnachbar-wohnt-gegenüber-Regel« gilt.

Die Regel geht so: Weil es mit dem Nachbarn direkt nebenan oft Stress gibt wegen wuchernder Hecken, wandernder Blutläuse und so weiter, versteht man sich in der Regel am besten mit den Nachbarn auf der anderen Straßenseite. Die bleiben vom Pollenflug aus unserem Garten verschont, ihnen raubt unser Baum nicht das Sonnenlicht, und sie haben sich früher nie von unseren Kindern gestört gefühlt, wenn sie im Garten herumlärmten.

Der Mensch ist ein Territorialwesen, behauptet meine

Freundin Tine. Wir sind alte Katzen mit festgelegtem Revier. Das ist das Problem.

Hier bei Grünspan wahrt man Distanz. Die Leute haben Britt und mich beim Eintreten gesiezt. »Guten Abend. Bitte bedienen Sie sich«, begrüßte uns eine Dame und wies auf die Thermoskannen mit Kaffee und heißem Wasser, neben denen ein Holzkasten mit Teebeuteln stand. Yogitee, Earl Grey. Daneben lagen Tüten mit Kartoffelchips und Salzstangen. Dogmatische Müslitypen sind das hier anscheinend nicht.

»Wir könnten ja abstimmen über die Frage mit den Holzbohlen im Hof«, meint ein Grünspan-Mann. Er hat seine Windjacke nicht abgelegt. »Vielleicht sollten wir ein Meinungsbild erstellen.«

»Es fehlen heute zu viele Bewohner, das reicht nicht für ein faires Meinungsbild«, entgegnet eine Dame mit Halstuch im Leopardenmuster. Die Frau ist sorgfältig geschminkt, vielleicht ist sie künstlerisch tätig. Das wäre wichtig für Britt.

Britt hat recht nette Nachbarn in dem Mietshaus in Kreuzberg, wo sie in ihrer Dreieinhalbzimmerwohnung lebt. Britts junge Nachbarin, die obendrüber wohnt, schneidet Britt die Haare zum Freundschaftspreis. Die schon sehr alte Frau Hansen, die auf dem gleichen Stockwerk lebt, wird von Britt manchmal mit frischen Erdbeeren aus dem Supermarkt versorgt. Ein Zimmer ihrer Wohnung vermietet Britt zeitweise an Kulturstipendiaten aus dem Ausland. Bei ihr wohnten schon Liu, die toll Geige spielte, und Gonzales, der die deutschen Präpositionen erstaunlich präzise setzen konnte.

Gemeinsamkeiten als Fundament

Britt wäre dennoch offen für Neues, es käme auf die Leute an. Als wir im Auto zu Grünspan hinausfuhren, hatte sie laut überlegt, wann ein Wohnprojekt für sie lohnend wäre. »Die Frage ist: Sind Leute dabei, die dich interessieren? Hast du mit denen was gemeinsam?«

Das ist das entscheidende Kriterium: die Gemeinsamkeit. »Man braucht etwas Drittes, das verbindet«, hatte auch Frau K. aus dem Berliner Frauenprojekt erklärt. Der Anspruch, irgendwie gemeinschaftlich wohnen zu wollen, reicht nicht aus als Kitt, der familiäre Strukturen ersetzen soll.

Gemeinsamkeiten lassen sich aber nicht erzwingen. Frau K. erzählte mir, wie schwierig allein die Filmauswahl war, wenn die Bewohnerinnen zusammen ins Kino gehen wollten, als Aktivität, um das Gruppengefühl zu fördern. Da wollte eine einen Film von Margarete von Trotta sehen, eine andere stand auf Liebesfilme. Deshalb sei man schließlich gemeinsam in ein Kinocenter gefahren, in dem mehrere Filme parallel liefen. Ein Teil der Truppe ging in den deutschen Kunstfilm, ein anderer verschwand in der Hollywoodschnulze. Die Schlusszeiten stimmten allerdings nicht hundertprozentig überein, was am Ende wieder zu Abstimmungsproblemen führte, wie, ob und wo man gemeinsam noch was trinken wollte.

Die Interessensgemeinschaft sollte schon vor dem Einzug gegeben sein. Ich würde mich für eine Hausgemeinschaft erwärmen, wenn jeder der Wohnungsnachbarn ein Instrument spielen könnte, und sei es Blockflöte. Ich selbst spiele Klavier. Hausmusik, das wäre was. Tine würde nur in ein Projekt ziehen, wenn es sich bei den Mitbewohnern um Tierliebhaber handelte und sich die Leute gegenseitig bei der Hunde- und Katzenbetreuung unterstützten. Britt träumt von einer Hausgemeinschaft mit Künstlern. Vielleicht mit einer gemeinsamen Werkstatt, wo man zusammen druckt, malt und sich über Grafikprogramme am PC austauscht.

Bei Grünspan ringt man gerade um Gemeinsamkeit bei der Frage der Nutzung der Räume im Souterrain: »Das Saunathema sollten wir zumindest andiskutieren«, meldet sich der Mann im Sakko zu Wort, der heute offensichtlich noch nicht renoviert hat, sondern direkt von der Arbeit kommt. »Sollen wir im Souterrain einen Wasser- und einen Stromanschluss legen lassen für eine Sauna?«

»Saunieren kannst du auch im Fitnesscenter«, gibt die Frau mit dem Leotuch zu bedenken. »Den Raum sollte man besser nutzen. Eine Bibliothek zum Beispiel könnte ein richtiger Treffpunkt sein. Vielleicht sogar für die Kinder.« »Ist doch weltfremd. Die Kinder spielen lieber Computer auf ihrer Bude«, entgegnet der Sakkoträger leicht verächtlich.

»Weltfremd« – so was könnte unter Beleidigung laufen, unter persönlichem Angriff. Lise hatte uns im Vorfeld erklärt, dass in den Montagsmeetings von Grünspan die Regel gelte, niemals persönlich anzugreifen. Und wenn doch, sich am Ende der Sitzung dafür zu entschuldigen.

Ich gehe zum Tisch, gieße heißes Wasser in eine Tasse und hänge einen Beutel Yogitee rein. Ein bisschen mühsam ist das schon hier bei Grünspan. Aber das ist das reale

Leben. Es gibt so viele Illusionen über die »neuen Wohnformen«.

Neuland betreten

Sozialexperten haben mal erhoben, dass sich in Berlin Tausende von Leuten, die als Single leben, neue Wohnformen wünschen. Gerne auch mit mehreren Generationen unter einem Dach. Allerdings müssen schon gute Bedingungen gegeben sein. Und da wird es schwierig.

Die Leute wünschen sich einen leer stehenden Altbau im idyllischen Kiez mit Wohnungen zu bezahlbaren Mieten, die alle Südwestbalkone haben und Bäume vor den Fenstern und Wohnungsschnitte mit mehr als einem Bad. Und Stuck und Erker, ganz abgesehen vom neu eingebauten Aufzug und ausreichend Parkplätzen in der Nähe. So was gibt es aber nicht.

Wer was Neues will, muss auch was Neues wagen. So wie die Hausgemeinschaft, die in Berlin in einen sogenannten »sozialen Brennpunkt« zog. In einem Betonblock aus dem sozialen Wohnungsbau in Nordneukölln standen zwölf Wohnungen leer. Die Gruppe mietete einige davon an und gab sich den Namen »Neuland e. V.«.

Die Leute hatten sich über Anzeigen kennen gelernt. Zuerst zeigten sich 30 Leute interessiert an einer Hausgemeinschaft fürs Alter. Am Ende blieben zwölf übrig. Zwei Ehepaare, ein schwules Paar in eingetragener Lebensgemeinschaft und einige alleinstehende Frauen sind darunter. Alle sind über 50, einige auch über 60. Die Neuländer sind von Beruf Lehrer, Psychotherapeutin, Krankengymnastin oder berentet. Alle verbinden die Liebe zur Hausmusik, der Spaß an Wanderreisen und eine humanistische Weltanschauung.

Der Wechsel in den Multikulti-Kiez hat für die Neuländer geklappt, bis jetzt ergriff noch keiner die Flucht. In der Gegend gibt es jede Menge kleiner Läden. Wer sich mit exotischem Obst und preiswerten Winterjacken versorgen oder einen Billigflug nach Sri Lanka buchen will, ist am rechten Ort. Außerdem geben die Neuländer einigen Kindern aus der Nachbarschaft Nachhilfeunterricht in Deutsch.

Die Neuländer haben sich ihrem Viertel auf ihre Weise angepasst: Sie ließen Videoüberwachungsanlagen an ihren Hauseingängen installieren wegen der Jugendgangs im Kiez. »Früher hätte ich so was spießig gefunden«, erklärte mir eine Neuländerin. »Heute bin ich froh über ein bisschen Überwachungstechnik.« Es wäre natürlich sicherer gewesen, in den Grunewald zu ziehen, meinte die Dame, »Aber im Alter in den Grunewald zu ziehen ist wie die Selbsteinweisung in eine Reha-Klinik. Das Lebendigste dort sind die Bäume.« So kann man es auch sehen.

Die Grünspäne haben andere Probleme: »Gemeinsame Sauna mit Männern und Frauen möchte ich bestimmt nicht«, erklärt Lise. Sie umfasst ihre Teeschale, als müsse sie Energie daraus ziehen. »Für eine gemischte Sauna bin ich zu prüde. Da müssten wir getrennte Zeiten festlegen für Männer und Frauen.« »Die Frage ist auch: Wer trägt die Energiekosten?«, fragt der Herr mit dem Grauwuschel. »Will doch nicht jeder in die Sauna. Das müssten wir dann extra ausrechnen. Oder Eintritt nehmen.«

Extra ausrechnen, Eintritt nehmen – der Gründer eines Wohnprojekts in Berlin-Pankow schilderte mir, das Risiko in einer Hausgemeinschaft bestehe darin, dass man superkleinlich werde. »Dagegen hilft nur Sympathie füreinander«, meinte der Mann. Seine Hausgemeinschaft nahm nur Neulinge auf, die von allen spontan gemocht wurden. Alles ist öko und bio in dem Haus in Pankow, vom Gemeinschaftsgarten bis zur Brauchwasseranlage und dem Einkaufsverhalten. Der Sinn der Ökowirtschaft in den Hausprojekten besteht nicht zuletzt darin, für die Leute einen gemeinsamen Nenner zu schaffen, damit ein Gruppengefühl entsteht.

Jeder Einzelne müsse für sich einen Gewinn aus der Gemeinschaft ziehen, betonte der Gründer aus Pankow. Sieben abgeschlossene Wohnungen gibt es in diesem Haus für Singles, Paare und Kleinfamilien. Jede Woche ist jemand anderes dran mit Kochen in der großen Gemeinschaftsküche im Erdgeschoss. Das gemeinsame Einkaufen und Kochen von Biowaren spare viel Geld und sei daher eine Win-win-Situation für alle, erklärte mir der Gründer. Es klang wie die Philosophie eines modernen Unternehmens.

Die K.-und-K.-Frage

Könnte man Gemeinschaft aber nicht direkter haben mit der Wohnvariante »Golden Girls«? Warum nicht mit den besten Freundinnen und Freunden im Alter eine Wohngemeinschaft gründen? Wo doch die vier alten Frauen in der US-Fernsehserie immer so lustig waren. Doch leider verschwiegen die »Golden Girls« das K.-und-K.-Problem. Die zwei »K.« – Küche und Klo – mit Leuten teilen zu müssen, die nicht zur Familie gehören, kann für Ältere klaustrophobisch werden, erklärte mir eine Sozialpädagogin, die Wohnprojekte berät.

Das nimmt man nicht mehr so locker wie früher in der Studentenzeit, und damals war es schon nicht leicht. In der WG vor 30 Jahren hat es mich zwar nicht gestört, am Morgen ein bisschen zu warten, wenn Pit das Bad belegt hatte. Zumal ich dort mehr Zeit verbrachte als er. Aber als Pit dann jeden Abend mit seiner Freundin Silke die Küche blockierte, fühlte ich mich schon eingeengt. Bald sprachen wir über eigene Kochplatten in den Zimmern. Und dann das gemeinsame Wirtschaften: Sollte ich Pits Vorliebe für hochpreisigen Schinken mitfinanzieren oder mir lieber Tupperware mit eigenem Brotbelag in den Kühlschrank stellen?

Genau diese Probleme kämen wieder. Würde ich es heute aushalten, nur mal so theoretisch, wenn Britt jeden Tag in meiner, äh, unsrer Küche säße? Mein Gott, muss man dann *jeden* Abend reden? Oder würden wir es akzeptieren, dass fünf Minuten Gespräch am Tag mit der WG-Partnerin reichen? Viele Eheleute kommunizieren auch nicht länger. Was aber, wenn Britt ständig mit ihren schrägen Bekannten in der Küche hocken würde? Und hat Britt neulich in ihrer Küche zum Abendessen nicht eine Callas-CD mit Opernarien gehört, während ich beim Essen absolute Ruhe brauche?

Lise hat sich die K.-und-K.-Frage schon mal gestellt. Sie überlegte nämlich kurzzeitig, mit ihrer Freundin Inge in einer großen Wohnung im Grünspan-Block zusammenzuziehen. Doch die Autonomie in Küche und Klo war beiden wichtiger. Sie leben jetzt in zwei Wohnungen, aber immerhin als Nachbarinnen, im Grünspan-Block. Und Lise ist begeistert, dass sie sonntags ohne Aufwand mit Inge frühstücken kann.

Vielleicht sollte man eine Internetplattform gründen für Ringtausche von Wohnungen oder Angebote von mehreren Wohneinheiten in einem Block, sodass Freundinnen enger beieinanderleben können. Macht Freunde zu Nachbarn – das wäre eine Idee. Meist lautet das Motto andersherum: Macht Nachbarn zu Freunden.

Beim letzten Tagesordnungspunkt des Grünspan-Treffens geht es um das Café des Wohnprojektes. Als Treffpunkt für die nähere und weitere Nachbarschaft ist es gedacht. Im Sommer sitzen die Leute draußen. »Aber müssen die Öffnungszeiten im Sommer bis abends um 22 Uhr gehen?«, fragt eine Dame im Strickjanker. »Irgendwann will man doch seine Ruhe haben.«

»Wir sind doch hergezogen, weil wir nicht zu viel Ruhe haben wollten«, protestiert Inge, Lises Freundin, pensionierte Studienrätin und 66 Jahre alt. Inge hat mit Lise und einigen anderen alleinstehenden Grünspan-Damen den »Cousinenkreis« gegründet. Wenn eine der Ladys ins Krankenhaus käme, werde sich eine andere im Krankenhaus als ihre Cousine ausgeben, gegebenenfalls eine Patientenverfügung vorlegen und somit als Angehörige das Nötige veranlassen, erklärte Inge das Prinzip. So stellt man Verwandtschaftsverhältnisse wieder künstlich her. Ich finde das rührend.

Inge betonte uns gegenüber, es sei viel schöner, in einer selbst gemachten Hausgemeinschaft zu wohnen als irgendwann in einer kommerziellen Seniorenwohnanlage zu landen. Deren Betreiber verlangen horrende Mieten für winzige Appartements und werben mit einer Rufbereitschaft rund um die Uhr, auch wenn nur übermüdete

Hilfskräfte an der Rezeption ihren Wachdienst absitzen, um den Bewohnern eine Illusion von Sicherheit und Geborgenheit zu vermitteln.

Manche dieser Häuser bieten ein tägliches Mittagessen in einer Kantine an, die natürlich nicht »Kantine«, sondern »Restaurant« heißt. Mir erzählte mal der Leiter einer solchen Wohnanlage, das regelmäßige gemeinsame Essen sei wichtig, auch um überprüfen zu können, ob jemand fehle und vielleicht im Zimmer verstorben sei. Ein paar Tage tot in der Wohnung herumzuliegen, ohne dass irgendjemand was merkt – das ist die Horrorvision vieler alter Menschen.

In der Arena der Rollatorinnen

Trotz Gemeinschaftsräumen, Altengymnastik und Restaurant gibt es in den Seniorenanlagen viel Missgunst und Einsamkeit. Meine Großtante Zilly zog in ihren letzten Jahren in eine solche Anlage. Sie erzählte mir vom Streit unter den Bewohnerinnen darüber, ob denn tatsächlich alle Frauen mit Rollator so gebrechlich seien, dass sie sich nicht mehr ohne Gehwagen fortbewegen könnten. Die »Rollatorinnen« genossen eine Art Vorfahrt im stark frequentierten Aufzug, was ihnen von den selbstständig laufenden Altersgenossinnen schwer geneidet wurde.

Von solchen Schicksalsfragen bin ich noch ein paar Jahrzehnte entfernt. Die Frage der Öffnungszeiten im Café können die Grünspäne heute Abend nicht klären, zu viele sind mit betroffen, die nicht da sind. »Wir sollten das Montagsmeeting verpflichtend machen«, schlägt der Herr mit der grauen Wuschelfrisur zum Schluss noch vor.

Später fahren Britt und ich im Auto zurück in die Stadt.

»Es müsste einfacher sein mit den Hausprojekten«, seufzt Britt. Vielleicht so wie die Handarbeitsgruppe in Tines Mietshaus. Dort treffen sich einige hochbetagte Damen im Sommer dienstags im besonnten Hinterhof zum gemeinsamen Häkeln und Stricken. Die Handarbeitsclique grüßt immer freundlich. Die brauchen keine gruppendynamischen Sitzungen oder Mediationen. Britt erwägt jetzt eine Kampagne: Sie will einen »Tag des Nachbarfrühstücks« in Berlin populär machen. Zur Verbreitung ihrer Idee in einer Art Schneeballsystem will Britt auch ihren Facebook-Account nutzen. An diesem Tag, einem Sonntag, können Mieter und Wohnungseigentümer, die dazu Lust haben, ihre Nachbarn im gleichen Haus zum Frühstück einladen. Das Logo zur Aktion »Das Nachbarfrühstück« kann man sich aus dem Internet herunterladen, ausdrucken und dann im Hausflur anbringen. Bei Britt kämen sicher die junge Friseurin und Frau Hansen, vielleicht auch die neue Mieterin, die mit ihrem Sohn erst vor Kurzem eingezogen ist, und der Mann aus dem dritten Stock, der immer grüßt. Britt will dabei auch über eine Hinterhofbegrünung reden. Es wäre ein netter Anlass, sich zusammenzufinden.

Ayurveda oder das Sauerkrautritual:

Man muss nur daran glauben

Esoterik? Ayurveda, Yoga & Co? Wichtige Themen in der zweiten Lebenshälfte. Etwa zwei Drittel seiner Kunden seien weiblich, die meisten im mittleren Alter und akademisch gebildet, schätzte der Inhaber eines Buchladens für Spirituelles in Berlin, als ich ihn nach seiner Käuferschicht fragte.

Doch es gibt keinen Grund, sich über ältere Frauen lustig zu machen, die »Om« summen und den Dalai Lama verehren. Männer sind auf ihre Weise genauso abergläubisch wie Frauen, und damit meine ich nicht nur meinen Friseur Steffen, der in schlechten Phasen Bäume umarmt, um aus ihnen neue Lebensenergie zu zapfen.

Laut dem britischen Psychologen Bruce Hood ist es ganz natürlich, dass die meisten Erwachsenen irgendeinem Aberglauben anhängen und sich selbst Zusammenhänge konstruieren, die nicht rational erklärbar sind. »Ohne diese Überzeugungen fühlen wir uns verletzlich«, meint Hood. Im Alter nehme der Übersinn zu. Doch wie finde ich den Aberglauben, der mich stärkt? Wie schaffe ich Rituale, die mir helfen in den späten Jahren?

Man muss es ja nicht unbedingt so machen wie Suses

Bekannte Mathilde. Die kontaktierte wochenlang über eine 900er-Nummer einen astrologischen Beratungsdienst, der ihr voraussagte, im nächsten Jahr würden die Geschäfte in ihrem Geschenkladen besser gehen, weil Pluto dann im zweiten Haus angekommen sei. Am Ende hatte Mathilde eine überirdisch hohe Telefonrechnung – und der Laden lief immer noch nicht.

Mathilde wandte sich daraufhin den Engeln zu und sandte an den Erzengel Gabriel Wünsche, die sie in Gedanken den Fluten der Spree übergab, auf dass der Fluss die Anliegen zu Gabriel trage. Der Erzengel schickte immerhin keine Telefonrechnungen wie die Telekom. Der Laden lief auch tatsächlich besser, was aber laut Suse einer Erweiterung des Sortiments geschuldet war.

Auch Britts Bekannte Sabine, alias Lady Mona, hängt einem merkwürdigen Aberglauben an, den sie mit Hundertausenden von Menschen teilt: Sabine ist ein Fan der australischen Autorin Rhonda Byrne, die in »The Secret« das »Gesetz der Anziehung« erklärt. Byrnes Bücher standen monatelang auf den Bestsellerlisten in der Kategorie Sachbücher.

Wenn es ums Geld geht, so Byrne, dann dürfen wir nicht an miese Gehälter, überzogene Dispokredite und offene Rechnungen denken. Viel zu negativ. Nach dem Gesetz der Anziehung, der mentalen Resonanz, sollen wir vielmehr dicke Schecks imaginieren, einen Berg von Münzen und Geldscheinen, eben positiv denken. Dann fließe das Geld von alleine auf unser Konto.

Sabine hat den Ratschlag von Byrne befolgt. Sie hat in einem Copyshop die auf DIN-A3 vergrößerte Kopie eines

Verrechnungsschecks angefertigt, auf dem sie zuvor ihren Namen und einen Betrag von 20 000 Euro eintrug. Die sorgfältig laminierte Kopie hängte sie zu Hause in die Küche, um eine »positive innere Schwingung« zum Geld zu erzeugen. Der Riesenscheck hängt da noch immer, aber weder Sabines Dominastudio noch ihre neue Geschäftsidee, in Krankenhäusern einen fliegenden Handel mit chinesischen Morgenmänteln zu eröffnen, lockten die imaginierte Geldsumme auf ihr Konto.

Good Vibrations

Riesenschecks in die Küche zu hängen und sich davon etwas zu erhoffen ist schon sehr optimistisch. Doch an dem Gedanken der negativen Schwingungen, die wiederum andere schlechte Vibrationen erzeugen, ist was dran. Das hätte ich an meinen Frauenarzt weitergeben sollen, bevor ich zu einem anderen wechselte. Der Doktor hatte mir gesagt, die Wechseljahre brächten nun mal »depressive Verstimmungen« mit sich, bei Frauen seien die Veränderungen an Haut und Haaren durch die hormonelle Umstellung eben deutlich sichtbar, das müsse ich akzeptieren lernen. Dafür würden die »inneren Werte« im Alter wichtiger. Mehr negative Schwingung geht nicht.

Dabei hatte mich der Doktor durch seine schmale Brille, hinter der seine Augen zu kleinen Knöpfen schrumpften, bedeutsam angeschaut mit diesem Nun-werden-Sie-doch-vernünftig-Blick. Ganz so, als müsse ich seine Ansicht teilen, obwohl bis heute nicht erwiesen ist, dass die Wechseljahre Frauen depressiv machen, die es nicht vorher auch schon waren. Wir Frauen bekommen vielleicht auch deswegen so schlechte Laune, weil uns kleinäugige Mediziner diesen Kram einreden.

Ich beschloss an diesem Tag, mich erstens von dem Arzt zu trennen und zweitens keinem Glaubenssystem zu trauen, das mir andere Leute aufschwatzen wollen. Ich bastle mir meine Rituale selbst und bin deswegen mitgefahren zum »Sonnenhof«.

Im Sonnenhof bieten sie eine Mischung aus Ayurveda-Behandlungen, Yoga, medizinischem Check-up und Stressberatung an. Suse, Britt, Lise und ich haben ein verlängertes Wochenende zum Rabattpreis gebucht. Lise überlegt, eine Ayurveda-Ausbildung zu beginnen. Britt hat als bildende Künstlerin sowieso ihren ganz privaten Übersinn. Suse hasst Esoterik, hat sich aber von uns bequatschen lassen mitzukommen. Wir Frauen haben im Sonnenhof ein »Blütenzimmer«, ein »Erdzimmer« und Britt und ich zusammen das »Sonnenzimmer« bezogen.

Jeden Morgen findet eine Yogastunde statt. »Hände fest verwurzelt im Boden, Kopf locker hängen lassen, Po nach oben. Genießt die ungewohnte Perspektive«, verkündete Yogalehrerin Feline mit einer singenden Stimme wie die Fee aus dem Märchen. Feline vermittelt spirituellen Mehrwert.

In der Position »Hund« beugt man sich aus dem Stand nach vorne, stützt sich mit den Händen ab, macht den Rücken lang und drückt den Po nach hinten und oben wie ein Vierbeiner, der sich nach einem Mittagsschlaf ausgiebig streckt. Beim »Hund« hängt der Kopf tiefer als der Hintern. Diese Umkehrung soll ganz neue Sichtweisen eröffnen.

Mehr als Ausfallschritt und Hinternhochstrecken

Beim Yoga turnt man nicht nur so rum wie früher in der Schule mit Rumpfbeugen, Kniebeugen und Liegestützen. Man atmet Lebenskraft ein, erdet sich und lässt die schlechte Energie einfach so wegrauschen in den Himmel. Yoga macht das Herz leicht. Ich habe schon vor einiger Zeit beschlossen, dran zu glauben. Und es nicht banal zu finden, zwischen Ausfallschritten, Hinternhochstrecken und Vorbeugen hin- und herzufedern und dabei bewusst zu atmen.

Nach der Yogastunde und den Massagen treffen wir vier uns im Restaurant des Sonnenhof wieder. »Erstaunlich, dass gebildete Frauen auf diesen östlichen Kram anspringen«, ätzt Suse. »Ich wette, die Inder selbst gehen heute lieber ins Fitnessstudio als zum Yoga, wenn sie sich das leisten können.«

Suse ist nicht gut drauf. Beim Yoga hat sie nicht mitgemacht, und ihr Genörgel erstreckt sich auch auf das gastronomische Angebot der ayurvedischen Küche. An der Wand des Restaurants hängt eine große Tafel mit der Konstitutionslehre des Ayurveda, damit sich jeder aussuchen kann, wie er seine Energien wieder ins Gleichgewicht bringt. Es gibt die Vata-Typen, die eher nervös und ängstlich sind, dann die Kapha-Leute, etwas phlegmatisch, depressiv. Die Pitta-Menschen wiederum sind aggressiv und gestresst, aber auch erfolgreich.

Ich sortiere mich bei den Vata-Leuten ein. Der Vorteil für diese Ängstlichen und Nervösen liegt darin, dass sie Süßes und Warmes essen dürfen, ja sollen, um den Überschuss an Vata abzubauen und ihr Kapha zu erhöhen.

Das kommt mir entgegen. Ich habe mir das Reisgericht mit Karotten, Cashewnüssen und Rosinen bestellt, stark Vata-senkend, wie auf der Speisekarte stand. Wobei ich vielleicht ein bisschen schummele. Denn mit den Jahren hat sich mein Fettgehalt im Körper erhöht. Das deutet mehr auf Kapha hin. Aber auch Pitta brennt in mir. Pitta-Typen schwitzen leicht – und davon kann ich gegenwärtig ein Liedlein singen.

»Das ist ja eine reichlich platte Einteilung im Ayurveda«, sagt Suse. »Einfach drei Konstitutionstypen zu erdichten und alles Mögliche hineinzudefinieren. Warum sollen nervöse Leute dünne Haare haben und dicke Menschen phlegmatisch sein? Schwachsinn.«

Suse hat gerade einen Werbeauftrag für ein Wellnesszentrum im Allgäu abgeschlossen, eine Art von Arbeit, die Suse eigentlich hasst. Es mache sie fertig, klagte sie, Texte zu dichten wie: »Holen Sie sich den ultimativen Frische-Kick!« und: »Drehen Sie die Zeit zurück!«. Und dann diese Fragebögen, um das »biologische Alter« zu ermitteln. Bei auffällig vielen Leuten käme ein jüngeres Alter heraus, berichtete Suse. Das sei ein billiger Trick.

Um ihr inneres Gleichgewicht wiederzufinden, hatte Suse anschließend unter ihrem Pseudonym »Bad Girl« in ihrem Blog gegen die »Lügen-Wellness« gewettert: »Lomi-Lomi-Massagen«, »Hot-Stone-Behandlungen« und »Ayurveda-Mystik«, das sei nur Quark, mit dem sich seelisch geschwächte Frauen das Geld aus der Tasche ziehen lassen und damit erneut zu Opfern werden. Suse erntete heftige Proteste für ihre Tirade und das Angebot eines Kommentators, doch selbst einmal die segensreiche Wirkung eines Stirnölgusses zu erleben, um wieder zu ihren positiven Energien zurückzufinden.

»Es ist unglaublich, wie Frauen heute belogen werden«, schimpft Suse und zieht sich die Kapuze ihrer Sweatjacke über den Kopf. Das ist eine Geste der Abwehr bei ihr. Sie sollte eigentlich zu alt sein für Kapuzen auf dem Kopf mitten in einem Ayurveda-Restaurant, aber wer legt das schon fest. Der Raum ist nach Feng-Shui-Kriterien gestaltet, keine dunklen Ecken, viel Licht, alles ist offen und harmonisch.

»Nun komm mal wieder runter«, beschwichtigt Lise. »Vergiss deinen letzten Job und öffne dich für Neues.« Lise trägt eine großzügig geschnittene Tunika über ihrer weiten Hose. Diese New-Age-Klamotten sind durchaus bequem und vorteilhaft im höheren Alter, aber man rätselt automatisch, inwieweit sich hinter der luftigen Kleidung ein echter Freigeist oder nur die üblichen Fettdepots verbergen.

Lise arbeitet schon seit vielen Jahren in einem Vertriebsbüro für Sicherheitstechnik und überlegt, ihrem Leben auch beruflich eine neue Richtung zu geben. Sie will »in einem Heilberuf was mit Menschen machen«, statt den Leuten Türen mit Aufbohrschutz und Alarmanlagen zu verkaufen, erklärte sie mir mal.

Wo fängt die Verarschung an?

»Was mit Menschen machen« – das wollen auch viele junge Mädchen. Und dann verlieren sie in der Schule den Anschluss in Mathe und enden Jahrzehnte später als Heilpraktikerinnen, die versuchen, den Kunden Behandlungen aus der Traditionellen Chinesischen Medizin aufzuschwatzen. Was zur Kernfrage für all diese Verfahren führt:

Wo liegt der praktische Nutzen und wo fängt die Verarschung an?

Im Sonnenhof-Restaurant bestellt Lise heißes Ingwerwasser, das rege die Lebenskräfte an, behauptet sie. Britt entscheidet sich – aus Neugier – für Vata-minderndes Auberginengemüse. Suse ordert den Bohneneintopf mit viel Knoblauch und Chili, Kapha-mindernd, wie die Speisekarte mitteilt. Aber das mit der Typenlehre ist ihr sowieso wurscht. »Wenn schon, dann scharf«, kommentiert sie. Ich finde, sie könnte ihre Stimme etwas senken.

Ein Paar in mittleren Jahren betritt das Restaurant, in Bademänteln und mit von Bananenblättern abgedeckten Packungen auf dem Kopf. Sie machen offensichtlich »Thalapothichil«, eine Packung mit einer Paste aus Stachelbeeren und Buttermilch, straff eingewickelt in Bananenblätter. Die Packung auf dem Kopfchakra soll gut sein gegen Stress und chronische Kopfschmerzen. Die beiden setzen sich an den Nebentisch und bestellen die karamelisierte Birne auf Rucola-Salat mit Honig-Senf-Sauce. Vata-mindernd. Habe ich mir schon gedacht, dass sich die meisten Leute hier für Vata- oder Pitta-Typen halten. Wer will schon ein dicklicher Kapha sein?

Ich frage mich, wie die Frau den Mann zur Kopfpackung herumgekriegt hat. Männer wollen auf ihrem Körper angeblich nichts draufgeschmiert haben, was mit Pasten oder Cremes zu tun hat, also eine weiche Konsistenz besitzt. Das soll ein Problem sein in der Wellnessindustrie. Kann ich aber auch verstehen. Gestern Abend ging ich zur Ayurveda-Massage. Die Dame rieb einen halben Liter warmes Öl auf meinen Körper. Ich fühlte mich wie ein Grillhähnchen.

»Ayurveda ist eine Armenmedizin. Ich wette, auch in Indien vertraut die Mittelschicht lieber Antibiotika und Antidepressiva, wenn es ihr schlecht geht,« kommentiert Suse. »Wie sollen auf die Haut geschmierte Pasten auch wirken? Die dringen doch gar nicht in den Körper ein.« Das Paar mit den Bananenblättern merkt auf. Es ist sonst sehr still im Restaurant. »Du hast zu viel aggressives Pitta«, meint Lise. »Hättest lieber den Rohkostsalat mit Artischocken-Dip nehmen sollen.«

Suses schlechte Laune begann schon, als wir ankamen. Wir erfuhren, dass es nur im »Medienraum« Internetverbindung gibt und nicht in den Zimmern. »Sie sind doch zum Erholen da und nicht, um an der Nabelschnur Ihres Laptops zu hängen, oder?«, hatte die junge Frau im Hosenanzug am Empfang geflötet. Suse fand es weniger lustig, denn sie wollte eigentlich Informationen für einen neuen Auftrag aus dem Internet herunterladen.

Unser Essen kommt. Meine Reispfanne ist lecker. Britt bezeichnet ihr Auberginengemüse als »ungewohnt, aber schmackhaft«.

Klopfen oder rückwärtszählen?

Britt hat ein eher praktisches Verhältnis zu Aberglauben und Suggestion. Gegen ihre Flugangst wendet sie die populäre Klopfmethode an, weil sie sonst nicht durchhält in den fliegenden Stahlkisten. Dabei massiert sie einen Punkt unterhalb des Schlüsselbeins und murmelt vor sich hin: »Obwohl ich diese Angst vorm Fliegen habe, liebe und akzeptiere ich mich so wie ich bin.« Dann klopft sie ihren Körper an mehreren Punkten ab und grummelt dabei:

»Meine Angst vorm Fliegen, meine Angst vorm Fliegen.« Man müsse die Selbstbehandlung im Flugzeug aber diskret machen, erzählte mir Britt. Denn Flugpassagiere kriegen erst recht Angst, wenn sie glauben, neben einer Verrückten zu sitzen.

Die Klopfmethode hat sie mir auch schon empfohlen, aber ich zähle lieber von 400 rückwärts in Siebener-Schritten, wenn das Flugzeug anfängt zu wackeln. Den Tipp habe ich aus einer Zeitschrift, und diese Ablenkung funktioniert bei mir immer.

Zwei Männer mittleren Alters betreten gerade das Restaurant, in teuer aussehende Bademäntel gehüllt. Sie setzen sich an unseren Nebentisch zur Linken. Der dickere trägt eine dunkelrandige Brille. Wahrscheinlich sind es Geschäftsleute, die eine Anti-Burn-out-Woche gebucht haben.

»Ayurveda mag auf Suggestionen beruhen«, sage ich, vielleicht etwas lauter als unbedingt nötig. »Aber Suggestionen gibt es überall. Auch unsere Gesellschaft ist voll davon.«

Die Männer werfen uns Blicke zu, ich habe den Eindruck, sie schauen interessiert. Ich bin mir allerdings nicht sicher, denn ich habe meine Gleitsichtbrille nicht auf. Der dünnere hat graue Schläfen, wie die männlichen Models aus dem Werbeprospekt für das Medical Center. Vielleicht sind sie wegen des Check-ups hier zur Risikokalkulation für Burnout, Schlaganfall, Herzinfarkt und Depressionen.

Im »Sonnenhof« haben sie gegenüber der Ayurveda- und Yogaabteilung ein sogenanntes »Medicalcenter«, das jeden Eindruck von Esoterik zu vermeiden sucht. Während auf den Fotos für die anderen Abteilungen Frauen mit vergeistigtem Blick und Handtüchern um den Kopf in irgendwelchen Ölbädern liegen oder in langen Gewändern durch den Gewürzkräutergarten des Sonnenhofs wandeln, tritt das Medical Center durch und durch technisch auf. Auf den Werbefotos sind nur männliche Models zu sehen. Einer liegt bäuchlings auf einer Liege, mit muskulösem Oberkörper, ein Handtuch um die Hüften geschlungen. Ein zweiter Herr mit grauen Haaren sitzt auf einem Fahrrad. Dahinter steht ein Mann im Arztkittel mit Stethoskop um den Hals, jede Menge Monitore sind im Hintergrund zu sehen. Nur die Assistentin auf dem Foto ist natürlich weiblich und blond.

Zum »Basis-Check-up Plus« für 800 Euro sitzt man auf dem Fahrrad und strampelt, eine Atemmaske vor dem Gesicht, von der zwei Schläuche wegführen. Auf der Brust sind Elektroden befestigt. Im Rahmen der »Spiroergometrie« werden das Atemminutenvolumen und der respiratorische Quotient gemessen. Der Arzt pikst eine Fingerkuppe an, um etwas Blut abzunehmen und den oxidativen Status zu erkunden, der etwas über die Konzentration der freien Radikale im Blut aussagt.

Wenn wirkungslose Substanzen doch wirken

Es folgt eine lichtoptische, strahlenfreie 3-D-Wirbelsäulenvermessung. Auf Wunsch fährt der Doktor auch noch mit einer Art Sensor-Maus an der Wirbelsäule entlang. Im Medical-Center gibt es einen Fitnessraum und ergänzend im Sonnenhof-Restaurant die »Medical-fit-Gerichte«, meist irgendwas mit Gemüse oder Salat und Putenfleisch.

Wellnesshotels hätten allerdings Imageprobleme mit

diesem Doppelkonzept aus Technikwahn und Esoterik, hat mir Suse mal erklärt. Viele Gäste in diesen Häusern sind ältere Frauen, die sich für Spirituelles interessieren. Manager, die man für eine Anti-Burn-out-Woche gewinnen will, würden jedoch durch reife Frauen in bunten Seidengewändern mit Malas um den Hals abgeschreckt.

Die Männer hier im Restaurant wirken dagegen recht zugewandt. Sie mustern uns, soweit ich das ohne meine Sehhilfe erkennen kann. »Vielleicht beruht vieles im Ayurveda auf Einbildung«, sage ich. »Aber Illusionen gibt es in der Schulmedizin genauso.« Ich habe einen wissenschaftlichen Ton angeschlagen. Wir sind ja schließlich keine Esoteriktanten.

Mein Bekannter Frank, ein Allgemeinarzt, hat mir erklärt, wie wichtig Placebos für ihn sind, also Medikamente, deren Substanzen in klinischen Tests wirkungslos sind, mit denen sich die Patienten aber trotzdem besser fühlen. »Nimm mal die Frauen mit Wechseljahrbeschwerden«, schilderte Frank. »Die kommen, haben Hitzewallungen und Schlafstörungen. Hormone wollen sie nicht wegen der Nebenwirkungen. Aber sie erwarten von mir einen Rat, irgendeinen. Da sage ich, sie können es ja mal mit Soja-Isoflavonen versuchen. Und dann hoffe ich, dass sie nicht irgendwelche Wirksamkeitsstudien dazu lesen. Denn da ist nichts wirklich nachweisbar.«

Die Frauen gehen los, kaufen sich die Kapseln und fühlen sich ein wenig besser. Schließlich haben sie was für sich getan. Ayurveda-Tees, Bachblüten, homöopathische Tropfen, Melissengeist – keine Effekte nachweisbar in klinischen Studien, wenn man mal vom Alkohol absieht, in dem so manche Substanz gebadet wird. Und trotzdem wirkt das Zeug.

Der Turiner Neurologe Fabrizio Benedetti konnte beweisen, dass Placebos tatsächlich Körperfunktionen verändern. Er fügte Versuchsteilnehmern bewusst Schmerzen zu und spritzte ihnen dann Morphium. Anschließend wiederholte er den Versuch, injizierte ihnen diesmal aber eine Kochsalzlösung. Er erzählte den Probanden, es sei ein Schmerzmittel. Schon allein die Aussicht darauf, dass die Substanz wirken und die Pein lindern könnte, aktivierte bei den Leuten körpereigene Schmerzhemmer, und sie fühlten sich gleich besser. So was gibt zu denken.

»Placebos helfen vor allem bei einem guten Arzt-Patienten-Kontakt«, ergreift Lise das Wort. »Das Ritual des Arztbesuchs mit all den positiven Erwartungen spielt eine wichtige Rolle. Natürlich versagt Ginseng, wenn ein Laborarzt es in klinischen Studien den Probanden gibt und keiner der Beteiligten weiß, ob in den Pillen Ginseng drin ist oder irgendeine andere Substanz.«

Traumreise mit Wolfgang Schäuble

Lise ist in der Welt der Heilverfahren schon weit herumgekommen. Sie hat Fastenkuren angeleitet und eine Ausbildung zur Führerin von Traumreisen gemacht. Sie schenkte mir zum Geburtstag eine Audio-CD mit »Traumreisen zu Orten des Glücks«. Der Sprecher hatte allerdings einen schwäbischen Akzent, was mich bei meinen Versuchen, ihm in Trance durch Wiesen und Wälder hinterherzuwandeln, völlig blockierte. Ich dachte immer, zu mir spräche Wolfgang Schäuble.

»Auch Meditationstechniken lassen sich medizinisch erklären«, fährt Lise fort. Das »Om«-Singen zum Beispiel wirke durch seine Vibrationen befreiend in den Nasen- und Nebenhöhlen. Augenkissen beruhigen die flatternden Lider. Und wer mit Atemzählen meditiere, lege eine Art Parallelspur im Hirn an. Dadurch komme man buchstäblich auf andere Gedanken. »Deswegen empfiehlt man auch Managern in Burn-out-Kliniken das Meditieren«, doziert Lise. Ich frage mich, ob sie die Männer am Nebentisch auch wahrgenommen hat. Lise bringt Spirituelles und Technisches geschickt zusammen. Es hat auch sein Gutes, wenn man sich beruflich mit Alarmanlagen und Schwenkriegel-Bolzenschlössern beschäftigt.

Die Herren vom Nebentisch schauen weiter herüber und hören zu. Zwischendurch ist einer der Männer an sein Handy gegangen und hat diskret irgendwas in das Gerät gemurmelt. Offenbar war das Handy auf Vibration eingestellt, ohne Klingelton. Sehr rücksichtsvoll.

Die beiden Männer haben nicht den Medical-fit-Salat bestellt. Sie haben Pitta-harmonisierenden Tee geordert mit viel Kardamom. Pitta-Typen. Das sind Menschen, die erfolgreich sind und sich durchsetzen können, behauptet die Ayurveda-Typologie. Womöglich haben die Männer den Medical Check schon hinter sich und haben Superwerte erzielt, so entspannt wie sie wirken.

»Auch in der Wirtschaft arbeiten die Leute mit Suggestionen«, weiß Lise. »Das lernt man beim Verkaufstraining.« Lise hat mir von diesen Seminaren erzählt. »Die Magie des Verkaufens« hieß ein Kurs. Dort lernte sie, die Kunden in Gruppen einzuteilen: die Ängstlichen, die Aggressiven und die Funktionalen. Den einen verkaufte sie mehr Bolzenschlösser, der zweiten Gruppe mehr Alarmanlagen und der dritten Gruppe beides. Typeneinteilungen kommen nicht nur im Ayurveda gut an.

Am Ende des Verkaufsseminars übten die Teilnehmer kreative Visualisierungen. Dabei verwandelten sie in ihrer Phantasie die Türen mit den Sicherheitsbeschlägen in Schokoladennikoläuse. Dann sollten sich die Verkäufer ihre Kunden, oft besorgte Eigenheimbesitzer, als erwartungsvolle Kinder vorstellen, die sich nichts sehnlicher wünschten als einen Schokonikolaus. So brächte man schon in Gedanken Kunden und Produkt unweigerlich zusammen, hatte der Trainer erklärt.

»Das mit den Schokonikoläusen war genial«, sagt Lise, als sie ihren Bericht beendet hat. »Schokolade bringt auch die Vata-Energie wieder ins Gleichgewicht.« Das finde ich gut am Ayurveda: Man kann sich immer drauf beziehen, wenn es passt.

Britt war die ganze Zeit in Gedanken und hat nach und nach ihr Auberginengemüse vertilgt, wahrscheinlich brütete sie über ihrer neuen Geschäftsidee. Jetzt scheint sie aufzuwachen, beim Stichwort »Schokonikolaus« wird sie hellhörig. »Nahrungsmittel«, wirft Britt ein, »Nahrungsmittel sind wichtige Anker. Mit Sauerkraut und Kasseler kannst du viel auslösen im Kopf.«

Das Sauerkrautritual

Britt hat das Sauerkrautritual erfunden. Es sei ein multisensorischer Weg, um wieder in ihre Kindheit einzutauchen.

Für das Ritual kauft Britt im Supermarkt Kasseler mit Sauerkraut und Kartoffelpüree, als Fertiggericht. Den Plastikteller erhitzt sie in der Mikrowelle, schüttet Kasseler, Sauerkraut und Püree auf einen Porzellanteller, setzt sich damit vor den Fernseher und schaut sich auf DVD die Serie »Lassie« an, aus den 60er-Jahren. Ein treuer Hund, ein Kind, das keinen Vater hat, aber trotzdem ein aufregendes Leben. Diese Zusammenstellung versetze sie in ihre Kindheit zurück, schwärmt Britt. Da könne sie innerlich abschalten.

Ich habe das Sauerkrautritual auch schon mal probiert, als die Familie verreist war und ich mich einsam fühlte. Ich wandelte es allerdings leicht ab: Statt »Lassie« legte ich »Fury« ein zum Kasseler mit Sauerkraut. Das war früher meine Lieblingsserie, mein Sohn David hatte mir eine Staffel auf DVD geschenkt. Es wurde ein gemütlicher Abend mit mir selbst.

»Die selbst gemachten Rituale sind die besten«, verkündet Britt. »Wunderlich zu werden ist ein schönes Privileg des Alters«, seufzt Suse. Das Paar mit den Bananenblättern auf dem Kopf zahlt und geht. Die beiden werfen uns zum Abschied mitleidige Blicke zu. Vier Frauen um die 50 in einem Wellnesshotel und führen hochtrabende Diskussionen. Wahrscheinlich können wir nicht entspannen, weil zu viel Pitta-Energie über unseren Tisch wabert.

Die beiden Männer in Bademänteln stehen auch auf und kommen zu uns rüber. Der eine hat einen Ring im Ohr, erkenne ich aus der Nähe. So richtig nach Wirtschaftsleuten sehen sie eigentlich doch nicht aus. Die dunkelrandige Brille des dicken hat mich getäuscht. Die Haare sind etwas zu lang und zu gegelt. Die Männer tragen auch keine Bademäntel, sondern eher lange Kimonos. Das nächste Mal sollte ich im Restaurant meine Gleitsichtbrille tragen, ich eitle Nuss.

»Seid's ihr Psychologinnen?«, fragt der eine in seifigem Tonfall. Das Duzen stört mich. »Vier schöne Frauen und trotzdem immer am Diskutieren«, meint der andere noch seifiger, leider der, der so gut aussah von Weitem. Ich hasse dieses selbstgefällige George-Clooney-Lächeln an Männern. Für was hält er sich? Die George-Clooney-Kopie fasst in die Tasche seines Zuhälterkimonos und holt vier Visitenkärtchen und einen Flyer heraus. »Shanti Bachhuber lädt ein zu Meditationsreisen« steht auf dem Flyer mit seinem Konterfei.

Meditationskreuzfahrten »unter spiritueller Führung« auf einem »überschaubaren, komfortablen Schiff ohne Schnickschnack« bieten die beiden an. Auf einer Kreuzfahrt um die griechischen Inseln sollen sich die Teilnehmerinnen in Versenkungen üben zu Sonne, Meer und Wind – ein »einzigartiges Erlebnis«. Deswegen sind die beiden Männer also hier im Sonnenhof. Wir sind garantiert nicht die ersten Frauen, die sie als Kundinnen gewinnen wollen. Geschickte Akquise. Arm sehen wir nicht aus, und wir sind ältere Frauen mit Bildung, das haben wir laut genug raushängen lassen. Genau ihre Zielgruppe.

Selbst gemachte Suggestionen sind die besten

Draußen auf dem Meer zu meditieren sei schon was anderes als hier im Hotel, erklärt uns George Clooney alias Shanti Bachhuber. Man käme ganz anders bei sich an und ließe das Verkopfte an Land zurück. Zu viert gäbe es auch

Rabatt. Britt bedankt sich höflich. Lise verspricht, sich mal zu melden beim Shanti. Suse und ich murmeln etwas Unbestimmtes. »Ich dachte, das sind Geschäftsleute«, sage ich, als die beiden verschwunden sind. »Das sind sie doch auch«, zischt Suse.

Doch fürs Meditieren zahle ich nicht. Die selbst gemachten Suggestionen sind billiger. Ich übe zweimal in der Woche Yoga bei Zitronenduft aus der Aromalampe – »Leichtyoga«, wie Britt zu meiner Variante des »Hund« sagt. Ich meditiere jeden Morgen vor der Arbeit zehn Minuten und manchmal trinke ich zur Entspannung abends ein Glas Milch mit Honig. Hinzu kommen Sauerkraut- oder Currywurstregressionen, je nach Bedarf. Das genügt.

Mit Britt sollten wir heute Abend noch über ihre Produktidee sprechen. Sie braucht Geld, die Kurse an der Volkshochschule laufen schlecht, ihre Witwenrente ist klein und ihre Rücklagen schmelzen. Britt überlegt, in Plüschbären Wärmflaschen einnähen zu lassen und diese dann als »Wärmebär für Erwachsene« zu verkaufen. Ich habe ihr von der Umfrage einer britischen Hotelkette erzählt, von der Bruce Hood berichtete. Die Umfrage ergab, dass unter den männlichen Handelsreisenden jeder fünfte im Hotel mit einem Teddybären zu Bett geht. Die Kuschelbären müssten also gut ankommen in der Single-Gesellschaft. Ich werde Britt vorschlagen, die Wärmebären in Mathildes Geschenkladen zu verkaufen. Einen Versuch ist es wert.

Outdoor:
Späthippies in Goretex

Raus in die Natur: Da steigt die Stimmung. Wenn wir uns nur 20 Minuten ins Grüne begeben, ja, sogar wenn wir nur an schöne Landschaften denken, geht es uns gleich besser. Das hat eine Studie der Universität von Rochester in den USA ergeben.

Die Hinwendung zur Natur und die Abkehr vom Materiellen sei typisch für das Alter, glaubt meine Freundin Britt. Erst recht bei den kleinen Renten, die viele Leute zu erwarten haben. Ein bisschen Späthippietum käme da gerade recht. Warum auf eine teure Kreuzfahrt gehen mit der MS Fantasia oder anderen schwimmenden Hochsicherheitstrakten? Wo man erstens Klaustrophobie kriegt, zweitens fünf Kilo zunimmt und drittens in kürzester Zeit eine Menge Geld versenkt? Die selbst gemachte Erlebnisreise sei billig, mache schlank und halte jung. Es genüge schon, ein bisschen von unseren alteingesessenen Bequemlichkeiten abzuweichen, und schon fühle sich das Leben wieder abenteuerlich an, behauptet Britt.

Der Satz mit den »alteingesessenen Bequemlichkeiten« kam mir auf unserer Wanderreise im April nach Norditalien wieder in den Sinn, nach unserer Ankunft auf dem Campingplatz bei Triest. Ich sitze auf einem dieser wackligen Campinghocker, die ich noch von Großtante Zilly geerbt und auf unsere Fahrt mitgenommen habe. Die Dinger sind so alt wie ich, und die Sitzfläche besteht leider nur aus einem Stück bunt gestreiftem Baumwollstoff. Wer den Hocker auseinanderklappt und sich darauf niederlässt, fühlt sich tonnenschwer, so sehr hängt die Sitzfläche durch. Man kippt auch leicht um. So was ginge heute durch keinen Campingstuhl-TÜV mehr.

Neidisch werfe ich einen Blick auf Britt. Sie thront auf ihrem klappbaren Plastikstuhl mit Lehne. Das bunte Teil war irgendwann mal ein Sonderangebot von Lidl. Es passte gerade noch so in den Kofferraum von Winfrieds altem Opel. Wir sind heute Mittag auf dem Campingplatz angekommen. Inzwischen ist es Abend, das Wetter frühlingshaft.

»Weißt du noch, früher, als wir durch Italien getrampt sind, hatten wir nur Schlafsäcke dabei«, sagt Britt und lehnt sich entspannt zurück. »Ich bin sogar oft ohne Isomatte gereist und habe nur eine Plastikplane unter den Schlafsack gelegt. Dagegen ist das hier doch purer Luxus.« Ich balanciere weiter auf meinem 60er-Jahre-Hocker. Aber ich sage nichts. Will schließlich nicht kleinlich sein auf unserer Reise an die italienische Adriaküste, wo das Naturerleben im Vordergrund steht.

Mit unserem Sportkumpel Winfried und der Familie Lodenbaum sind wir zum Wandern hergekommen. Nach langer Zeit wollten wir mal wieder zelten. Wir zahlen auf dem Campingplatz hier acht Euro pro Person und Nacht im Zelt. Wären wir schon über 60 Jahre alt, müssten wir nur sechs Euro berappen. Seniorentarif. Können wir uns heute schon drauf freuen.

Die Lodenbaums haben sich entschieden, nicht zu zelten, sondern in einen der Bungalows zu ziehen mit warmer Dusche und Elektroherd. Sie reisen mit ihrer jüngsten Tochter im Teenageralter, und die hatte heftig dagegen protestiert, campen zu müssen. Mein Mann Christoph und die Kinder wollten gar nicht erst mit, sie machen eine Bildungsreise nach Venedig. Zu Ostern nach Venedig. So was ist wie Disneyland, finde ich. Völlig überlaufen.

Trampversuch mit 52

Auf unserem Campingplatz ist es zu dieser Jahreszeit so menschenleer wie in Patagonien. »Campen im April in Italien ist ein Gemeintipp«, behauptet Winfried. Und wer fährt schon in die Gegend von Triest?

Mir fällt auf, dass man die Autostraße ziemlich laut hört. Das Meer liegt dreihundert Meter weit weg, erst hinter dem Pinienwäldchen kommen die Klippen. Angenommen, das Gehirn könnte Autolärm als Meeresrauschen deuten – dann wäre doch alles prima. Welche neurobiologische Regel sagt eigentlich, dass Autorauschen schädlicher ist für das Gemüt als Meeresrauschen? In gewisser Weise reibt sich doch immer nur Materie an Materie. An das Autorauschen hier gewöhne ich mich. Hoffentlich.

»Wenn du am Campen Freude hast, kommst du in alle entlegenen Winkel der Welt, in völlig einsame Naturlandschaften«, schwärmt Winnie. Er sitzt auch auf einem von Großtante Zillys Campinghockern, ich nehme ihm ein gewisses Durchhaltevermögen ab. Sich auf den Boden zu hocken erscheint mir zu riskant. Blasenentzündung. Ich bin nicht mehr die Jüngste.

Winfried hat den Gaskocher auf einen kleinen Tisch gestellt und entfacht die Flamme. Britt hat ihr Reisekochbuch mitgebracht, nach dessen Rezepten sie auch manchmal in ihrem Atelier in Berlin Speisen zubereitet. In dem Kochbuch erfährt man, wie man Ragout und Risotto kocht, wenn man nur eine Flamme zur Verfügung hat.

Die Autorin ernährte sich mit diesen Rezepten auf ihren monatelangen Wohnmobilreisen durch Afrika. Nicht nur Mangold, Auberginen und Knoblauch, sondern auch Tomatenmark aus der Dose, Corned Beef, Dauerwurst und Brühwürfel spielen im Outdoorleben eine wichtige Rolle. »Selbstversorgung auf Reisen sollte nicht mit dogmatischen Vorstellungen besetzt sein«, heißt es in dem Buch. Mit irgendwelchen Dogmen wollen auch wir uns nicht belasten auf unsrer Testreise ins späte Hippietum.

»Eigentlich hätte man nach Italien sogar trampen können«, behauptet Britt. »Daumen raus und schauen, wer uns noch mitnimmt. Dann wäre es noch billiger geworden.« Ich bin das letzte Mal in den Alpen getrampt. Unfreiwillig, mit 52 Jahren. Ich hatte nach einer Wanderung den örtlichen Bus verpasst und streckte an der Landstraße den Daumen raus. Ein Ehepaar hielt an und fragte besorgt, ob sie helfen könnten und wo denn mein Wagen liegengeblieben sei. Zwei Autos mit Männern mittleren Alters am Steuer waren zuvor ungerührt an mir vorbeigerauscht, obwohl man prima hätte halten können und mein Daumen unmissverständlich nach oben zeigte. »Ältere Frau in Not« – damit will nicht jeder was zu tun haben. Wobei ich ja gar nicht in Not war. Ich wollte bloß nicht zwei Stunden auf den nächsten Bus warten.

Lises Freundin Inge hat mir erzählt, sie habe auch mal

mit Mitte 50 versucht zu trampen. Sie lief rechts am Straßenrand entlang und hielt den Daumen raus. Die Autofahrer sahen sie nur von hinten, wobei ich dazu sagen muss, dass Inge auch in den späten Jahren immer noch mit einer knallroten Lockenpracht beeindruckt. Ein Auto mit zwei Typen hielt an und Inge drehte sich zu den Männern um. »Ich sah so richtig, wie denen die Kinnlade herunterfiel«, erzählte Inge und grinste. »Die hatten gedacht, da geht eine junge Frau.« Die beiden fuhren bedauerlicherweise dann doch in eine ganz andere Richtung.

Also Trampen ist mit 50 kompliziert. Macht ja nicht mal mehr die Jugend. Britt hätte das Per-anhalter-Fahren bestimmt als Experiment betrachtet. Wahrscheinlich hätte sie mich an der Straße stehend fotografiert. Daumen hoch, kein Auto hält, ein Foto alle zwei Minuten. Dann hätte sie die genauen Uhrzeiten unter die Schwarz-Weiß-Bilder geschrieben und die Bilderserie in eines ihrer Kunstwerke eingebaut, Titel »Wie die Zeit vergeht«. Haha. Ich merke, dass ich gerade nicht so gut auf Britt zu sprechen bin. Erstens hat sie den besseren Stuhl, und zweitens führt sie das große Wort, obwohl nicht sie, sondern Winfried fast die ganze Zeit gefahren ist.

Halb Asien sitzt auf dem Boden

»Campen ist immer ein Test. Die Frage ist: Kann man sich vom Komfort wieder entwöhnen, oder schafft man das nicht«, verkündet Britt. »Du sagst es«, stimmt Winnie zu. Er war früher ständig auf langen Reisen unterwegs, in möglichst entlegene Gegenden der Welt. Erst recht, nachdem ihn seine Frau vor einigen Jahren verließ und die beiden

Kinder mitnahm. Während seiner Liaison mit Natalie versuchte sich Winfried dann im Strandurlaub auf Bali. Doch das ist ja nun auch Geschichte. Strandurlaub war seine Sache nicht.

Britt packt Auberginen, Kartoffeln und Zwiebel aus. Sie will einen Aubergineneintopf zubereiten. Wir fangen an zu schälen und zu schnippeln. Mir schwant, dass die Essenszubereitung den ganzen Abend in Anspruch nehmen wird. Winfried dreht an der Flamme. Er will uns erst mal Tee machen. Allein schon darauf zu warten, bis Wasser auf dem kleinen Kocher anfängt zu sieden – das erfordert Geduld. In Tibet soll es ähnlich sein. Das Land liegt mehr als dreitausend Meter hoch, die Luft dort oben ist dünn, und deshalb braucht Wasser irre lang, bis es blubbert. Vielleicht sind die Tibeter deswegen so gelassen, wie man immer behauptet. Jede Kultur beginnt mit der Nahrungszubereitung.

»Frisch ist es schon, wenn man im April des Nachts draußen ist«, bemerkt Winfried. Er hängt ein paar Teebeutel in die Isokanne. Das Wasser kocht immer noch nicht. Vielleicht hätten wir mit dem Wassertopf zu den Sanitärräumen gehen sollen, die liegen 100 Meter entfernt in der Mitte des Campingplatzes. Da gibt es doch warmes Wasser, Herrgott nochmal. Dann wäre das mit dem Teekochen deutlich schneller gegangen. Oder sollen wir bei den Lodenbaums vorbeischauen im Bungalow? Doch man hat seinen Stolz, erst recht im höheren Alter.

Ich stelle den wackligen Campinghocker beiseite und lasse mich auf dem Boden nieder. Unter den Hintern schiebe ich mir Isomatte und Schlafsack. Das wird schon gut gehen. Man soll auch nicht zu zimperlich sein. »Halb Asien hockt auf dem Boden«, sage ich. »Kann mich nicht erinnern, dass wir in unserer Hippiezeit jemals auf Campingstühlen saßen.«

Außerdem bin ich gut gerüstet für das ebenerdige Sitzen und überhaupt für das Leben draußen: Ich habe mir in einem Outdoortempel längselastische Trekkinghosen gekauft. Außerdem einen Fleecepullover aus Polartec Micro 100, über dem ich eine atmungsaktive Softshelljacke trage. Die Jacke ist aus elastischem Stoff und hat eine »vorgeformte Ellbogenpartie«, erläuterte der Verkäufer. Mit den angewinkelten Jackenärmeln lässt sich prima Gemüse schnippeln. In meinem Gepäck befindet sich zudem eine raschelarme Regenjacke mit Unterarmbelüftung zum Drüberziehen. Man weiß ja nie, was kommt. Und falls es sehr kalt wird, ziehe ich als »erste Schicht«, wie der Verkäufer mir empfahl, mein antibakteriell und geruchshemmend bestrahltes Longsleeve-Thermohemd mit Anti-Pilling-Effekt drunter.

Einen Wanderschuhtick habe ich schon im vergangenen Jahr entwickelt. Inzwischen besitze ich abrollfähige, knöchelhohe Wanderschuhe für das Mittelgebirge und wasserdichte Goretex-Stiefel mit Geröllschutzrand für alpines Gelände, Halbschuhe für Frühjahrswanderungen im flachen Gelände und noch ein Paar Retrobergstiefel im 30er-Jahre-Look, die ich mir in einem schwachen Moment aus rein ästhetischen Gründen zugelegt habe. Nach Italien habe ich die Halbschuhe und die Mittelgebirgstreter mitgenommen, zusätzlich zu den schlichten Turnschuhen, die ich meistens trage.

Verwegen im Strickpullover

Das ist schon anders als vor 35 Jahren, wo ein Paar Wildlederschuhe genügte, um sich verwegen zu fühlen, ich mit einem Strickpullover vom Flohmarkt aus den 50er Jahren loszog und bei Bedarf einen langen schwarzen Wollmantel gegen die Kälte überwarf. War damals cool. Heute würde ich wie eine obdachlose Alkoholikerin aussehen in diesem Outfit.

»Wetterschutzkleidung kann man im Grunde schon sehr billig kriegen«, meint Britt, als könne sie Gedanken lesen. »Diese überteuerten Goretex-Klamotten braucht doch niemand.« Das muss sie jetzt betonen. Sie hat sich einen verwaschenen hellblauen Anorak übergezogen, der noch von ihrer Mutter stammt. Es ist ein Schlupfanorak, der Reißverschluss endet knapp unterhalb der Brust. Das Teil ginge heute schon wieder als Retromodell eines teuren Markenherstellers durch. Es ist aus Popeline – die jungen Menschen heute wissen wahrscheinlich gar nicht mehr, was das für ein Material ist. Unter dem Popelineanorak trägt sie einen Fleecepullover, den sie bei Aldi fast geschenkt bekommen hat.

»Die teuren Outdoormarken sind etwas für Leute, die gerne auf große Expedition machen würden«, fährt Britt fort. »Dabei gehen diese Rentner in ihrem Goretex-Fummel nur ein paar Stunden durch den Stadtwald und achten dabei sorgfältig auf das Schmerzgeschehen in den Füßen.«

Wer die Doppeljacke »Annapurna« mit zweilagiger Goretex-Performance ersteht, kauft die Illusion, sich in der Funktionskleidung durch widrige Natur zu kämpfen, selbst wenn man nur im hiesigen Landschaftsschutzgebiet herumspaziert. Mit den hohen Preisen bezahlt man die Markenwerbung mit ihrem Technosprech von »Atmungsaktivität« und »Power Stretch«. Dabei sind in den Outdoorkatalogen letztlich nur in Kunststoff eingewickelte, zivilisationsmüde Vertreter der westlichen Welt zu sehen, die durch Gebirgsregionen stapfen, in die kein Einheimischer ohne Bezahlung einen Fuß setzen würde.

Das alles weiß ich selbst, Britt braucht nicht darauf herumzureiten. Trotzdem habe ich mir das teure Zeug gekauft. Vielleicht weil es mir die Illusion des wilden Lebens gibt. Erst recht in einem Alter, in dem ich mir nicht mehr einbilden kann, dass sich das wilde Leben automatisch durch den Erwerb eines raffinierten Minikleides einstellt.

»Wir können später mal die Plätze tauschen«, schlägt Britt großzügig von ihrem Komfortstuhl aus vor. Ich lehne das Angebot ab. »Danke, ich bin geerdet«, gebe ich zurück. Guter Wortwitz, immerhin.

Das Teewasser kocht, Winfried gießt auf. Er stellt den Kocher vom Tisch auf eine umgedrehte Proviantkiste. Dann rollt er seine Isomatte aus. Er hat eine von diesen Thermarest-Matten, die sich von alleine aufblasen, er muss nur etwas nachpusten. Winfried lässt sich auf die Matte sinken. Weg mit dem instabilen Campinghocker. Einen richtigen Schneidersitz mit den Knien am Boden kriegt er aber nicht hin.

»Auf dem Boden sitzen hält jung«, behauptet Winnie. »Man braucht eigentlich kein Mobiliar.« Das mussten auch die Abenteurer Burke und Wills erfahren, die im 19. Jahrhundert aufbrachen, um Australien zu durchqueren. Auf ihrem Treck mit rumpelnden Wagen schleppten sie sogar eine Badewanne und einen Eichentisch samt passenden Stühlen mit. Die Expedition nahm ein unrühmliches Ende. Winnie gibt diese Geschichte nicht zum ersten Mal zum Besten.

»In Patagonien«, erzählt Winnie, »da saßen wir auch auf dem Boden und haben im Freien gekocht. Und dort herrschten weiß Gott andere Temperaturen.«

Winnie machte in jüngeren Jahren wirklich anstrengendere Urlaube als unsere Osterwanderreise nach Norditalien. Im Himalaya schaffte er Gehzeiten von bis zu acht Stunden. Nach der Phase der Strandurlaube mit Natalie und seiner Knieoperation, die einige Komplikationen mit sich brachte, will Winnie es aber nur noch mit leichtem Trekking versuchen.

Vogelbeobachtung mit »Arzt an Bord«

Mit Winnie habe ich schon öfter über den Markt für Erlebnisreisen gelästert, einen Markt, der sich nahtlos anschließt an die Industrie für atmungsaktive Softshelljacken und abriebfeste Hosen mit UV-Schutz. Erfahrene Globetrotter wie Winnie unterscheiden genau, ob eine solche Reise nur ein gut gefülltes Bankkonto erfordert oder eine gute Kondition.

Wer nur mit Guide und Schlauchboot einen Fluss herunterraftet oder sich beim Canyoning abseilt und damit die Schwerkraft nutzt, genießt bei den Insidern weniger Respekt als jemand, der sich gegen die Schwerkraft nach oben kämpft wie beim Bergsteigen oder Mountainbiken. Wer eine sogenannte »Alpenüberquerung« plant, tut gut daran, einige Monate zuvor mindestens dreimal in der Woche

Ausdauertraining zu betreiben. Es sei denn, man nimmt die Variante »Alpenüberquerung 50 plus«. Da werden längere Strecken mit dem Tourenbus abgekürzt. Ich finde diese Variante sympathisch.

Wer eine Erlebnisreise pauschal buchen will, dem öffnet sich eine Vielfalt von Angeboten. Wie wäre es mit Vogelbeobachtungen in Polen, »Birdwatching« genannt, wo man tagelang durchs Unterholz robben kann, Kranichen und Schreiadlern auf der Spur? Oder einer Projektreise nach Thailand, bei der man durch die Buchung von örtlichen Kochkursen gleich eine Schule für benachteiligte Kinder mitfinanziert? Kinder, die dann hoffentlich mit dankbaren Augen am Tisch stehen, wenn man die selbst gekochte Hühnersuppe in Kokosmilch mit Zitronengras kredenzt.

Fast schon geruhsam mutet dagegen ein Kameltrekking in Tunesien mit Übernachtungen in Beduinenzelten an, Suse und Jürgen haben das gemacht. »Man sitzt auf Bodenkissen«, warnt der Veranstalter im Prospekt. Das Auf-dem-Boden-Sitzen scheint in der Tat eine nicht ganz unproblematische Sache zu sein für Kunden in einem gewissen Alter. Da will ein Reiseveranstalter später kein Gerichtsverfahren wegen schwerer Mängel am Hals haben und warnt die Touristen lieber vor.

Wer auf Nummer sicher gehen will, bucht eine »ärztlich begleitete Reise«, wie sie einige Veranstalter inzwischen anbieten. »Schon ab Deutschland immer ein Arzt dabei«, wirbt ein Anbieter für seine Fernreisen durch Vietnam und Indien. Was Sinn macht: Mir erzählte ein Reiseleiter, dass auf vielen Erlebnisreisen Teilnehmer zusammenklappen, weil sie bereits krank oder altersgeschwächt sind, diesen

Trip aber trotzdem unbedingt machen wollten. Ich muss zugeben, dass ich auf der Indienreise mit Christoph und den Kindern im vergangenen Jahr auch gerne einen Arzt dabeigehabt hätte, um unsere Verdauungsprobleme zu kurieren.

Doch für die meisten muss es nicht unbedingt gleich ein Mediziner sein, um die Reiseangst zu bannen. Dafür reichen auch schon vertraute Sanitäranlagen. Im Himalaya gibt es längst »Klopapier-Trails«. Das sind Wanderstrecken, auf denen die Lodges gepflegte Sitztoiletten mit Klopapier für die Westtouristen bereithalten.

Auf indischen und nepalesischen Hocktoiletten gibt es normalerweise kein Papier, sondern eine Kanne mit Wasser. Man bedient sich im Ernstfall nur der Kanne und der linken Hand und so weiter. Wer das mental fertigbringt, ist in einem anderen Globetrotterkosmos angekommen, hat mir Winfried vor Jahren erzählt. Doch auch er hat sich verändert.

»Das Entscheidende auf einem Campingplatz sind die Sanitärräume«, findet Winnie heute. »Und da können wir hier nicht meckern.« Es stimmt: Die Sanitärräume auf unserem Campingplatz sind blitzblank. Das habe ich gleich festgestellt, als wir ankamen. Mit Wohlgefallen bemerke ich, dass regelmäßig jemand mit Putzlappen durch die Toiletten geht. Alles unter Kontrolle.

Wir haben die Auberginen, Zwiebeln und Kartoffeln kleingeschnippelt, das Gemüse brutzelt im Topf. Britt öffnet zwei Pakete mit Schafskäse. Es wird langsam dunkel, aber wir sind gut ausgerüstet. Winnie und ich ziehen die Stirnlampen auf. »Campen ist erst dann richtig gut, wenn es dunkel wird«, behauptet Winnie. »Dann siehst du den Mond und die Sterne. Das ist das Spektakuläre am Draußensein.« Der Mensch und die Natur – dieses Verhältnis wird im Alter enger. Wenn wir unsere eigene Sterblichkeit spüren, verbinden wir uns gerne mit Elementen, die nicht so vergänglich sind wie wir. Das ist meine Theorie.

Kissenschlacht auf der Berghütte

Der Tee wärmt uns von innen. Britt ist von ihrem Lidl-Thron gestiegen, hat den Stuhl zusammengeklappt und ihre alte Isomatte ausgerollt, die aussieht wie angefressen. »Der Sternenhimmel macht den Unterschied. Das Panorama hast du natürlich nicht, wenn du in einem Bungalow hockst«, verkündet sie und wirft einen Blick zur Seite.

Dort, in einem dieser winzigen Bungalows, kochen die Lodenbaums gerade ihr Abendessen, ohne den Sternenhimmel über sich. Ich sehe im Fenster des Bungalows einen bläulichen Schimmer. Haben die da etwa Fernsehen?

»Man muss doch nicht jeden Sonntagabend Fernsehen gucken«, sage ich. Es klingt etwas unvermittelt. Britt muss etwas Ähnliches gedacht haben. »Wenn du überlegst, dass es Burn-out-Kliniken in Arizona gibt, wo die Patienten Hunderte von Dollars am Tag zahlen, nur damit sie ihr Handy und ihren Laptop abgeben und mal ein paar Wochen ohne Mediengequake sein dürfen. Das können wir billiger haben«, meint sie und öffnet eine Rotweinflasche.

Die Auberginen und Kartoffeln mit den Zwiebeln, dem Knoblauch und dem Tomatenmark köcheln jetzt im Topf. Mir dämmert, dass das Outdoorleben im Alter nicht nur warme Kleidung erfordert, sondern vor allem Geduld und Liebe zu den Menschen.

Da habe ich schon einige Erfahrungen gemacht. Vor fünf Jahren buchte ich eine Bergwanderwoche für Anfänger in den Dolomiten, hoch oben in einer kleinen Hütte, mit zwölf unbekannten Mitreisenden. Zu acht schliefen wir auf engstem Raum. Vier Doppelstockbetten standen Fuß an Kopf neben- und hintereinander. Schränke gab es nicht. Mein Rucksack lag nachts auf meinen Füßen.

Im Bett über mir lagerte ein Autoverkäufer aus Sachsen, der manchmal in der Nacht auf dem Handy von seinem Chef angerufen wurde. Im angrenzenden Bett schlummerte ein Unternehmensberater mit traurigen blauen Augen. Über ihm schnarchte ein Sonderschullehrer, den höflicherweise niemand auf seine nächtlichen Geräuschemissionen ansprach. Im Stockbett schräg gegenüber schlief eine Tanzpädagogin; ich vermied es tunlichst, ausführlicher über ihre Eheprobleme zu reden.

Was soll ich sagen? Die Reise war super, nicht nur wegen der tollen Bergszenerie. Es war einfach mal was anderes. Ich habe inzwischen verdrängt, dass sich vor dem einzigen abschließbaren Waschbecken im Klo am Morgen eine lange Schlange von Wartenden bildete, viele von ihnen mit Jack-Wolfskin-Necessaires ausgerüstet. Außerdem fiel der Strom in der Hütte mehrmals aus. Seitdem gehört eine Stirnlampe für mich zu den unverzichtbaren Ausrüstungsgegenständen in jeder Lebenslage. Und die Kissenschlacht im Hüttenschlafraum am Ende der Reise, als wir froh waren, am nächsten Tag die Enge zu verlassen und wieder ins Tal zu kommen, das war schon lustig für damals fast 50-Jährige. An diese Woche in den Dolomiten erinnere ich mich noch ganz genau. An viele andere Reisen nicht mehr.

»Hüttenurlaub könnte ich nie«, hatte Freundin Suse geseufzt, als ich von der Reise erzählte. »Diese Enge in den Gruppenschlafräumen. Stelle ich mir schrecklich vor.« Suse campte zwar mit Jürgen auf einer Wüstentour schon mal unter freiem Himmel, aber das sei wegen der Exotik was anderes gewesen, betonte sie. In Hotels will Suse mit Freundinnen kein Doppelzimmer. Auch als sie einmal mit Britt nach Prag fuhr, bestand sie darauf, in der Pension ein Einzelzimmer zu buchen. »Nimm es mir nicht übel«, sagte sie zu Britt, »aber ich brauche einfach mehr Platz um mich herum. Wir sind keine Teenager mehr.«

Das Kriechzelt hält gruppenfähig

Der Aubergineneintopf dürfte bald fertig sein. Man riecht, dass Britt einen Teelöffel Maggi hineingekippt hat. Aber heute ist Camping, und ich habe keine Berührungsängste mit Maggi. Die halbe Welt kocht damit. Selbst bei der thailändischen Ehefrau eines Bekannten in Berlin steht eine Halbliterflasche Maggi in der Küche.

Winfried stöhnt ein bisschen wegen seines Knies beim Sitzen auf dem Boden. Ich habe meine Beine zwischenzeitlich ausgestreckt, das ist bequemer. Allerdings fehlt dann schon irgendwie eine Rückenlehne. Britt sitzt jetzt im Schneidersitz auf ihrer Isomatte und hat den Wein ausgeschenkt, das lockert die Stimmung. Allmählich finde ich unsere Runde richtig romantisch, nicht nur, weil Winnie und ich durch unsere Stirnlampen theatralische Lichtkegel verbreiten. Diese alte Windjacke steht Britt schon gut. Sie sieht mit ihren backenlangen Haarsträhnen aus, als sei sie einem Expeditionsfilm aus den 50er-Jahren entsprungen.

Abendliche Szenen im Camp: Das erinnert an Werbefilme für Zigaretten, in denen erst die donnernde Pferdeherde auf die Weide getrieben wird und man dann beim blubbernden Bohneneintopf über offenem Feuer zusammenrückt, die Kriechzelte im Hintergrund. Solche Zelte haben wir auch. Das Zelt von Winnie ist ein richtig schickes, dem der Hersteller einen stabilen Stand, auch bei hohen Windgeschwindigkeiten, attestiert hat. Mein Kaufhauszelt ist nicht so sturmfest.

Das niedrige Kriechzelt ist das wahre Trekkingzelt, im Unterschied zum Haus- oder Familienzelt. Im Kriechzelt kann man nicht stehen und nicht auf irgendwelchen Stühlen sitzen. Im Kriechzelt schläft man nur. Und sitzt ansonsten draußen mit den anderen um den Kocher. Das Kriechzelt hält gruppenfähig. Wohl oder übel.

Wir nehmen uns vom Auberginеeintopf, er schmeckt lecker. »Macht ihr hier auf Marlboro-Reklame, oder was?«, ertönt es von der Seite. Werner Lodenbaum hat mit seiner Tochter den Bungalow verlassen und taucht aus der Dunkelheit auf. Wahrscheinlich ist das Fernsehprogramm nicht so aufregend. Ich sage nichts. Wir bieten höflich etwas vom Eintopf an. Mit dem Rotwein, dem Sternenhimmel und dem zischenden Kocher wirkt es richtig heimelig bei uns. Britt backt in einer kleinen Pfanne Minipfannkuchen zum Dessert, den Teig rührt sie mit etwas H-Milch aus einer fertigen Backmischung zusammen. Puderzucker haben wir auch.

Winnie hat seinen transportablen CD-Spieler aus dem

Kofferraum geholt. Bald singt Billie Holliday für uns: »I'll be seeing you«. Cooler, bluesiger Jazz. Wir dürfen das, der Campingplatz ist fast leer. Winnie summt leise mit, die Stirnlampe über seinem schütteren Haar. Es ist schon nett, mit ihm zu reisen.

»Morgen könnten wir ja zusammen essen gehen«, schlägt Lodenbaum vor. »In irgendeine nette Pizzeria im Ort.« »Mal sehen«, antwortet Britt zurückhaltend. »Pizza können wir immer haben.« Diese souveräne Art mag ich manchmal schon an ihr.

Im Frauenschlafsack

Britt bietet mir noch einen Rotwein an, aber ich lehne ab. Wer zu viel trinkt, wacht nachts wieder auf. Und muss sich dann durch die dunkle Kälte aufmachen zum Klo. Lieber nicht. Ich will heute Nacht meinen neuen Schlafsack testen. Er ist »ein psychischer und physischer Ruhepunkt in der Fremde«, wie der Prospekt die Schlafsäcke bewarb.

Mein Schlafsack soll bei Temperaturen von drei Grad plus in der »Komfortzone« noch gemütlich sein. »Komfortzone« heißt, es ist noch wohlig warm, wenn man nur in Leggings im Schlafsack liegt. Der sogenannte Frauenschlafsack ist im Hüftbereich breiter geschnitten und hat, laut Hersteller, eine bessere Isolation im sensiblen Fuß- und Nierenbereich. Ich habe schon lange nicht mehr im Schlafsack die Nacht verbracht.

Wenn es mir zu viel werden sollte, muss ich ja nicht die ganze Woche durchhalten. Die vermieten die Bungalows hier in der Vorsaison auch tageweise. Ich habe den Hinweis am Eingang gesehen.

Ertüchtigung:
Romantiksport statt Problemzonengymnastik

Glücklich sein in den späten Jahren ist gar nicht so schwer. Eine Studie der University of Michigan ergab, dass sich Leute im Alter von über 60 Jahren im Schnitt wohler fühlen als jüngere Zeitgenossen. Andere Befragungen zeigen, dass die Zufriedenheitskurve sogar schon nach dem 50. Geburtstag in die Höhe weist. In der zweiten Lebenshälfte nutzen wir unsere Quellen für Lebensfreude besser und genießen intensiver, erst in sehr hohem Alter drücken dann gesundheitliche Probleme aufs Gemüt.

Da haben wir mit 20 wohl zu Unrecht mitleidsvoll auf die ältere Generation geschaut und uns gefragt: Wie kann man glücklich sein mit diesen grauen Haaren, dieser schrumpeligen Haut, diesen müden Knochen, diesen verschwundenen Karriereaussichten, der dahingegangenen Fruchtbarkeit und der ganzen Unsexyness? Unvorstellbar.

Wir konnten uns nicht ausmalen, wie es uns wirklich geht in der zweiten Halbzeit des Lebens. Als Kind konnte ich mir aber auch nicht vorstellen, dass ich später gut klarkomme, ohne jeden Tag eine halbe Tüte Gummibärchen zu essen. Als Teenager in der Diskophase konnte ich mir nicht ausmalen, wie schön es sein kann, nach einem auskurierten Hexenschuss in einen sonnigen Tag hineinzuwandern, auch wenn kein männliches Wesen dabei ist.

Man kann selbst viel beitragen zu seinem Glück. Sport zum Beispiel ist eine sichere Methode, die Laune zu verbessern. Tut erst recht in den Wechseljahren gut. Wer sich bewegt, fühlt sich wohler. Die Frage ist nur: Welche Bewegung ist die richtige?

Das Problem stellt sich mir beim Frühlingslauf in Berlin. Es ist ein sonniger Maitag. Winfried, Theresa und ich nehmen aktiv am sportlichen Ereignis teil, Britt ist zum Anfeuern mitgekommen. »Schont eure Gelenke«, mahnt sie. »Und bloß keinen falschen Ehrgeiz. Ihr seid nicht im Fitness-Dschihad.« Wir laufen nicht den Marathon, nicht mal den Halbmarathon. Stattdessen gibt es eine Zehn- und eine Fünfkilometerstrecke. Geübte laufen die längere Distanz. Die weniger Trainierten, wie ich es zurzeit bin, probieren die kürzere Strecke. Zu Beginn ziehen die Skater in einem eigenen Feld los.

Der Frühlingslauf soll ein Volksereignis sein, Hunderte haben sich angemeldet. Auch Winfried ist dabei. Wegen seiner Knieprobleme hat er das Joggen endgültig aufgegeben und angefangen zu skaten, was gesundheitlich allerdings auch nicht unumstritten ist. Er hat sich ein Paar Inliner gekauft und seine Rollschuhkenntnisse aus Kindertagen aufgefrischt. Inzwischen skatet er regelmäßig über die früheren Landebahnen des Tempelhofer Flughafens.

Im Skaterfeld starten auch noch ein paar andere Männer und Frauen über 50. Die Skater ziehen los, sie gleiten über den Asphalt wie Segeljachten, die übers Wasser kreuzen. Winnie rollt dahin, auf dem Kopf einen Fahrradhelm und Schützer an Knien, Ellbogen und Handgelenken. Ihm macht das großen Spaß. Aber wirken rollschuhlaufende Fünfziger nicht ein bisschen lächerlich? Oder ist diese Frage doof?

Von Rollschuhen und Inlinern

Mein Nachwuchskollege F. hat sich neulich beklagt, man könne sich als jüngere Generation gar nicht mehr von den Älteren abheben, weil diese nun auch noch mit Inlinern herumholperten. »Ich bin schon Rollschuh gelaufen, da warst du noch gar nicht auf der Welt«, herrschte ich ihn an. Manchmal muss man was klarstellen.

Ich erzählte ihm von den Hudora-Rollschuhen meiner Kindheit, die man mit dem Rollschuhschlüssel in der Länge verstellen konnte und die durch Riemen und Klammern an meinen Lederhalbschuhen gehalten wurden. Auf diesen Rollschuhen konnte man noch ordentlich stehen, ohne einen Fuß kippen zu müssen. Man konnte sie abschnallen und dann mit den normalen Schuhen weiterlaufen, sehr praktisch.

Mein Hudora-Monolog erntete beim Kollegen F. nur genervte Blicke, als hätte ich von lange zurückliegenden Notzeiten erzählt, um mich wichtigzumachen.

Die Skater mit Winnie entschwinden in die Ferne. »Mit Inlinern kommt man müheloser vorwärts«, sage ich zu Theresa. »Vielleicht sollten wir aus gesundheitlichen Gründen auch aufs Rollen umsteigen.« Ich trage zwar supergefederte Joggingschuhe mit Luftkisseneffekt und Knöchelstützung. Aber ich habe trotzdem noch orthopädische Sohlen in die Schuhe gelegt, um die Fersen zu entlasten. Denn seit einigen Monaten habe ich Auftrittschmerzen an der linken Fußsohle. Die gehen einfach nicht weg.

Viele meiner Bekannten über 50 haben ihre Malaisen. Theresa zum Beispiel kriegt öfter als früher einen Hexenschuss. Offenbar haben die Hexen bei ihr zu Hause einen Schützenverein gegründet. Ohne elektrische Heizdecke geht nichts mehr. Früher haben wir die Dinger als »Oma-Heizdecken« verspottet. Theresa joggt um fit zu bleiben. Doch neulich klagte sie über Beschwerden in den Fußknöcheln.

Bei Winnie steht seit einigen Monaten eine Rotlichtlampe herum für das Knie. Wegen seiner Bandscheiben hat er sich außerdem einen Sitzball angeschafft. Damit sieht sein Arbeitszimmer aus wie eine Physiotherapiepraxis.

Unsere Freundin Lise musste beim Yoga eine Pause einlegen. Die Arbeit am PC hatte ihr einen »Mausarm« beschert mit Schmerzen am rechten Ellbogen und in den Handgelenken. Damit kann sie beim Yoga keine Übungen mehr machen, bei denen man den Körper mit den Handgelenken abstützen muss.

Frauen über 50 leiden häufiger unter Muskel- und Gelenkbeschwerden als unter hormonell bedingten Hitzewallungen, hat die Befragung von Kurt Starke ergeben. Man kann bei den Frauen also nicht alles auf die Hormone schieben. Der altersbedingte Verschleiß an Knochen und Bändern macht beiden Geschlechtern zu schaffen. Was dann doch wieder gerecht ist.

Mein 66-jähriger Ex-Ex-Lover Rick begann mit dem Golfen in der Annahme, dieser Sport sei altersgerecht und ließe sich auch in den späten Jahren noch elegant betreiben.

Das sähe man in den USA, wo viele alte Menschen golften, erklärte Rick. Im Umland von Berlin gibt es genug Rasenplätze und angeblich ist Golf gesund, weil man dabei so viel draußen herumläuft. Doch als Rick Probleme mit den Lendenwirbeln bekam, klärte ihn sein Arzt über die »Verkippungen«, »Druckspitzen« und »Rotationsbewegungen« der Bandscheiben beim Golfen auf. Rick geht jetzt einmal in der Woche zum Rückenschwimmen, aber das trompetet er nicht so herum.

Was ist das richtige Outfit?

Ich selbst bin in den vergangenen Monaten nicht mehr gejoggt wegen meiner Ferse. Es reichte nur noch zu etwas Yoga. Und zack – schon war die gute Kondition wieder weg. Doch mit meinem Fuß schien es zuletzt wieder besser zu gehen. Beim Frühlingslauf will ich mich testen, fünf Kilometer sind nicht lang.

Wir machen uns bereit zum Start. Soll ich meine dünne Sweatjacke lieber bei Britt lassen? Doch so warm ist es auch wieder nicht, und ich friere neuerdings leicht. Was aber, wenn mir plötzlich heiß wird? Eine schwierige Entscheidung. Ich gebe die Jacke ab.

»Zeitmessen ist bei uns eigentlich überflüssig«, meint Theresa und schnürt ihre Joggingschuhe fester. »Das Ergebnis will ich gar nicht wissen.« Theresa macht auf schwach und untrainiert, aber das nehme ich ihr nicht ab.

Wir haben gegen eine Gebühr eine Startnummer erhalten, die ich mit Sicherheitsnadeln an meinem T-Shirt befestigte. Ein Transponderchip ist darin eingeschweißt. Beim Start läuft man durch eine elektronische Schranke, einen

Zeitmesser, der die Daten registriert. Beim Ziel muss man wieder eine Schranke passieren. So weiß jeder am Ende, wie schnell er gelaufen ist. Das ist nicht mehr wie früher in der Schule, wo man sich in Startblöcke hockte und auf ein Zeichen wartete. Wäre auch reichlich mühsam in unserem Alter.

Britt hat ihre Schmetterlingssonnenbrille aufgesetzt und winkt uns fröhlich zu. Sie hat gut lachen. Sie macht kaum Sport und wandert nur mal gnädig mit, wenn man sie darum bittet. Britt ist der Meinung, Frauen sollten im Alter nicht so viel sporteln, sondern sich mehr auf externe Antriebssysteme verlassen, um sich vital zu fühlen. Im Sommer düst sie auf ihrer Suzuki 125 durch die Gegend, was ich hochgefährlich finde, erst recht, seit Britt einen dieser altmodischen Schalenhelme trägt.

Beim Frühlingslauf gehören Theresa und ich am Start zum vorderen Feld der Jogger. Ich werfe noch einen Blick in die Runde, genau wie Winnie vorhin. Es ist der typische Altersgruppencheck. Die meisten Teilnehmer sind jünger als wir, aber ich erkenne zum Glück auch ein paar Gleichaltrige und sogar einige Ältere. Darunter sind richtig durchtrainierte Männer. Viele Herren laufen in kurzen Hosen, die Oberschenkel liegen zur Hälfte, manchmal sogar noch etwas weiter frei. Manche tragen dazu bunte Leibchen, atmungsaktive Fummel, die eng am Oberkörper anliegen, damit nur ja kein unnötiger Luftwiderstand entsteht. Beim Sport werden manche Männer zu Exhibitionisten.

Theresa und ich hingegen sind züchtig bedeckt. Mein weites T-Shirt flattert im Wind, der Luftwiderstand ist mir in meinem miesen Trainingszustand sowieso wurscht. Ich trage eine lange marineblaue Jogginghose. Schon früher war ich der Meinung, dass sich Frauen in zwei Gruppen einteilen lassen: Die einen, eine Minderheit, können Shorts tragen. Die anderen nicht. Ich gehörte schon immer zur zweiten Sorte mit meinen bleichen, dünnen Extremitäten. Heute bin ich auch am Strand nicht darauf erpicht, meine Oberschenkel zu entblößen. Ich hätte nichts dagegen, wie im 19. Jahrhundert mit einem Badewagen direkt ans Wasser gefahren zu werden, um dann im Badekleid würdevoll in die Fluten zu schreiten.

Problemzonengymnastik für Verliererinnen

Wir starten. Theresa und ich laufen gleichzeitig durch die elektronische Schranke. Möchte nicht wissen, welche Strahlen durch uns durchgehen für die digitale Zeitmessung.

»Laufen macht Spaß bei dem Wetter«, sagt Theresa und strahlt. Sie joggt locker voran, hat offenbar doch fleißig trainiert. »Es ist gut für die Seele, wenn es vorwärtsgeht«, meint sie. »Besser als Problemzonengymnastik.«

Problemzonengymnastik – das ist etwas für Verliererinnen. Bauch, Beine, Po sind die Kriegsschauplätze der Frau im Kampf mit sich selbst. Auch ich habe mich im Fitnesscenter vor 15 Jahren noch in »Beinpressen« eingespannt, um die Pomuskeln zu trainieren. Ganz zu schweigen von den unzähligen Sit-ups gegen die Fettrolle am Bauch. Ich klappte, auf dem Boden sitzend, schnaufend meinen Oberkörper hoch und runter, als wäre ich ein Feldbett.

Mit dem Quatsch hörte ich Mitte 40 auf, als ich begriff, dass die kausale Kette »Mehr Sport bedeutet mehr Attraktivität, mehr Attraktivität bedeutet mehr Aufmerksamkeit, mehr Liebe und damit mehr Glück« nur in meiner Phantasie existierte – und in der von Millionen anderer Frauen.

Der Umwelt ist es völlig egal, ob man die Beinchen oder den Oberkörper hundertmal in der Woche hebt. Mal abgesehen davon, dass man durch dieses Herumgeturne den Körper nicht wirklich formen kann, auch wenn vom »Body Shaping« die Rede ist. Das Fett in den »Problemzonen« schmilzt nur, wenn man insgesamt abnimmt. Leider gibt es beim Abnehmen aber eine ungünstige Reihenfolge: Das Gesicht kommt als Erstes dran. Was zur Folge hat, dass man in späten Jahren durch Kalorienverzicht und Ausdauersport schnell wie ein verhärmter Vogel aussieht. Die gute Laune bleibt dabei auf der Strecke.

Beim Frühlingslauf ziehen einige Läufer, die nach uns gestartet sind, jetzt flott an uns vorbei. Es sind wahrscheinlich Supertrainierte, die rennen bestimmt auch Marathon. Für diese Männer ist das hier ein Klacks, die laufen die zehn Kilometer zur Übung. Vielleicht haben diese Typen keinen anderen Lebensinhalt als das Joggen.

»Durchtrainierte Männer sind nicht unbedingt sexy«, sage ich zu Theresa. »Wenigstens sind das hier keine Mountainbiker«, gibt sie zurück. »Mountainbiker sind am schlimmsten.« Da ist was dran. Bei meiner Fahrradtour mit Christoph in Bayern zum Kloster Andechs hinauf war mir der Weg zu steil, also schob ich das Rad. Nicht so die Mountainbiker mit ihren aerodynamischen Helmen, die mit ihren muskulösen Beinen in quälendem Zeitlupentempo in die Pedale traten, nur um nicht absteigen zu müssen. Es sah aus wie die Selbstkasteiung auf einer Pilgertour. Hätte nur noch gefehlt, dass sich die Männer schwere Kreuze auf die Rücken luden, um ihre Leidensbereitschaft noch mehr zur Schau zu stellen. Es war ein gutes Gefühl, sich beim Fahrradschieben geistig überlegen zu fühlen. Doch mit mentaler Überlegenheit allein schaffe ich heute keine fünf Kilometer, erst recht nicht in meinem untrainierten Zustand.

Theresa ist davongezogen und hat mir leichthin »Ich mach mal schneller« zugerufen. Typisch Theresa, am Anfang so zu tun, als sei sie schlecht in Form. Und dann läuft es doch prima. Wahrscheinlich tröstet sie mich nachher, das Wichtigste sei doch, dabei gewesen zu sein.

Ich spüre meine linke Ferse. Vielleicht war es fatal, dass ich vor einiger Zeit in der Küche ungeschickt von einem Stuhl gesprungen bin, nachdem ich die große Vase oben auf dem Schrank deponiert hatte. Hat meiner Fußsohle nicht gefallen. Dabei bin ich früher, ganz früher, dauernd von irgendwas heruntergesprungen, ohne Spätfolgen. Heute wäre es eine Mutprobe, ein Rad zu schlagen. Als ich das zuletzt mit 50 versucht habe, hatte ich danach ein merkwürdiges Ohrensausen.

Zwei junge Läuferinnen in kurzen Hosen über knackigen Beinen ziehen an mir vorbei. Bestimmt machen sie die 10-Kilometer-Strecke. Offenbar reicht das Atemvolumen der beiden aus, um sich noch locker miteinander zu unterhalten und zu lachen. Ich höre das Wort »Babymarathon«.

Mein Gewicht belastet die Gelenke bei jedem Schritt. Das soll entweder ungesund sein oder das Knochenwachstum anregen, da gehen die Meinungen auseinander. Mit zu viel Muskeltraining überfordert man jedenfalls schnell die Sehnen, denn diese zarten Verbindungen zwischen Muskeln und Knochen lassen sich kaum trainieren. Ein Missverhältnis, das allerlei Sportverletzungen nach sich zieht. Ich würde gerne in ein ehrliches Gehtempo wechseln. Doch von den anderen Teilnehmern geht niemand, die traben alle munter weiter, als wäre das ihre normale Fortbewegungsart.

Wovon wir als Kinder schwärmten

Vielleicht sollte ich lieber mit medizinischem Sport an Geräten anfangen, als kilometerweit auf Asphalt zu joggen. Gezieltes Training in einem Studio für gesundheitlich Angeschlagene, das wäre eine Alternative. Christoph macht das seit Kurzem und schwärmt davon. Keine Zeitmessungen, kein buntes Outfit, nur konzentriertes Schieben, Drücken und Ziehen an Geräten, damit genau die richtigen Rückenmuskeln trainiert werden als Vorbeugung gegen Verspannungen und Bandscheibenverschleiß. Ärztlich überwachter Arbeitssport.

Allerdings lässt sich durch Training der altersbedingte Muskelschwund auch nicht stoppen. Durch Sport werden lediglich die verbleibenden Muskeln verdickt, sagt der niederländische Biologe Midas Dekkers. Muskeln verdicken, hm. Ich sollte doch lieber auf Suse hören.

Suse lehnt Verschönerungsgymnastik und Arbeitssport energisch ab. Jede Ertüchtigung, durch die man irgendwelche Alterserscheinungen ausgleichen will, ist ihr ein Gräuel. »Das Richtige für Frauen in unserem Alter ist der Romantiksport«, behauptete Suse in einem Beitrag für ihren Blog. »Lasst uns das tun, wovon wir als Kinder geschwärmt haben: reiten, segeln, klettern. Da freut sich die Seele.«

Als ersten Versuch in Sachen Romantiksport ist Suse wieder geritten, weil sie so tolle Erinnerungen an Pferde hat. Die Reitkurse auf dem Ponyhof – das war das reine Mädchenglück. Davon müsste doch auch später im Leben noch was abzuholen sein. Suse buchte kurzerhand einen dreitägigen Wanderritt durch Brandenburg.

Nach dem Pferdetrekking gestand sie mir, dass die Tour viel Durchhaltevermögen erfordert hätte. Zwischendurch sei sie immer wieder abgestiegen, um zu gehen und sich zu strecken. »Ich habe zum ersten Mal in meinem Leben bei einem Ausritt auf die Uhr geschaut, um zu sehen, wie lange ich noch reiten muss«, schilderte sie mir. Reiten *muss!* Das sind Wendepunkte im Frauenleben.

Im Rückblick erzählt Suse jedoch gerne vom Wanderritt und schmückt die Tour gegenüber anderen zusehends aus. Jetzt war es »ein einmaliges Erlebnis«, ein Abenteuerritt mit »absolut originellen Leuten« und »nicht ganz einfachen Pferden« in einer verwunschenen Landschaft.

Was guttut, hängt von der Perspektive ab. Beim Frühlingslauf sehe ich die meisten Läufer jetzt nur noch von hinten. Ich bekomme einen Schweißausbruch. Sind das die Hormone? Denn eigentlich jogge ich zu langsam für sportliches Schwitzen. Einige Leute auf meiner Höhe verfallen endlich ins Gehtempo, ich schließe mich dankbar an. Ist heute eh nur ein Versuch für mich gewesen nach der langen Trainingspause.

Nach fünf Kilometern in 50 Minuten erreiche ich das Ziel. Ich war zwar langsam, aber angeblich verbraucht man bei einem einstündigen strammen Spaziergang genauso viele Kalorien, wie wenn man die gleiche Strecke in einer halben Stunde joggt und anschließend nichts mehr tut, tröstet mich der Sporthasser Dekkers.

Wegen der Ehre verfalle ich am Ende doch wieder in Trab und jogge vorschriftsmäßig die letzten Meter durch das elektronische Tor. Theresa ist schon länger da und sagt zum Glück nichts von »Hauptsache dabei gewesen«. Britt wartet auf mich mit meiner Sweatjacke. Sie legt mir die Jacke um wie einem Profiboxer nach dem Kampf. Sie hat Sinn für Show.

»Das reicht mal wieder für ein Jahr an Volkssport«, sagt Winnie. Er ist aus seinen Inlinern gestiegen und hat Turnschuhe angezogen. Wir gehen zum Bratwurststand.

Romantik in der Felswand

Das war's mit dem Joggen. Ich mache jetzt auch Romantiksport. Aber welchen?

Lise schwört neuerdings auf das Gehen in der Stadt. Stadtwandern sei das Romantischste überhaupt, findet sie. Der Kopf werde klar, der Körper trainiert, die Gelenke nur wenig belastet und man sehe die unterschiedlichsten Gesichter und Milieus. Sie fühle sich wie ein Tourist in ihrer eigenen Stadt, wenn sie von ihrem Büro in Mitte durch Kreuzberg nach Schöneberg wandere, wo sie zu Hause ist. Das sind immer anderthalb Stunden.

Suses Freundin Doris buchte einen Kraulschwimmkurs. Kraulen sei die ideale Technik für die zweite Hälfte des Lebens, viel besser als Brustschwimmen, weil es die Halswirbelsäule nicht so belaste, behauptete sie. Im Sommer sah ich Doris durch den Schlachtensee pflügen, den Kopf eingetaucht ins Wasser und mit den Beinen rhythmisch schlagend. Eine ältere Frau, die keine Rücksicht auf ihre Frisur nimmt und ein vertrauensvolles Verhältnis zum Wasser hat – das ist wirklich ein romantisches Bild.

Suse versuchte es nach dem Reiten mit dem Segeln. Doch sie konnte sich an Bord dem Kapitän nicht unterordnen. Wenig später buchte sie in einer Halle in Berlin einen Kletterkurs für Späteinsteiger. Der Kurs war ein Erfolg. Suse schilderte mir, wie toll es sei, sich abzuseilen wie Batman. Man brauche auch nicht die schweren Touren zu klettern, sondern könne auf den größeren Tritten und an den breiteren Griffen emporsteigen. Das Klicken der Karabiner, die Seilkommandos und der Anblick gut gebauter Männer würden eine aufregende Atmosphäre schaffen. Suse nahm sich daraufhin im nächsten Urlaub einen Privatbergführer in den Dolomiten. Suse mit Helm neben dem braungebrannten Hannes vor der 200-Meter-Felswand am Sellajoch: Dieses Foto ließ vergessen, dass die Tour kein besonderes Können erforderte und das Seil eines Bergführers eine verlässliche Lebensversicherung ist.

Ich mache demnächst auch Klettersport, der Kurs für Späteinsteiger ist bereits gebucht. Ich bin schon als Kind gerne geklettert. Ich will Romantik und Abenteuer. Sport muss zuerst der Seele dienen, dann dem Körper. Was anderes halte ich sowieso nicht mehr durch.

Wenn die Kinder ausziehen:
»Wir skypen dann mal!«

Ist schon merkwürdig: Allerorten wird über die Vereinbarkeit von Beruf und Familie lamentiert, die Mehrfachbelastung der Mütter beklagt und der Stress der neuen Väter bejammert. Aber das ist Kleinkram gegenüber dem, was wir in den späten Jahren erleben. Dem Eigentlichen. Dem, was überall totgeschwiegen wird. Wozu der Politik nichts einfällt. Was man nicht mit Geld aufwiegen oder sonstwie entschädigen kann. Dabei sind 7,4 Millionen Menschen davon betroffen.

7,4 Millionen – das sind die Mütter und Väter jener Kinder, die zwischen 17 und 20 Jahren alt sind. Die Eltern von Kindern, die weggehen. Oder die nicht weggehen, was auch ein Problem sein kann. Das kleinere, wie ich finde.

»Loslassen«, sagt Theresa. »Du musst loslassen können.« Solche Sprüche sollte man verbieten. Jedenfalls heute. Anna, Suses Tochter, zieht aus. Suse steht traurig vor dem Haus. Sie hat Theresa und mich gebeten, seelische und praktische Unterstützung zu leisten und mitzuhelfen beim Auszug.

Anna, 20 Jahre alt, zieht in eine Wohngemeinschaft nach Würzburg. Bis heute wusste ich gar nicht so genau, wo das liegt. In Unterfranken übrigens. Anna beginnt ein Studium in »Political and Social Studies«. Ein völlig neu konzipierter

Studiengang sei das, lobt sich die Universität. So was gibt es nur in Würzburg, einer Stadt, die stolz darauf ist, mehr als 100 000 Einwohner zu haben.

»Mit dem blauen Müllsack siehst du aus wie ein Überschwemmungsopfer, das nur ein paar Habseligkeiten retten konnte«, bemerkt Suse. Anna hat einen prall gefüllten blauen Müllsack aus dem Haus geschleppt. Da ist ihr Bettzeug drin. »Hättest du nicht eine richtige Tasche benutzen können?«, fragt Suse. »Außerdem brauchst du zwei Bettgarnituren, ihr müsst doch auch mal waschen in der Provinz.«

Vor dem Haus steht ein alter Ford Transit, den Jürgen von irgendwem geliehen hat, für die Überführung der Habseligkeiten von Suses Tochter nach Franken. Es ist schon schräg: Der Nachwuchs entschwindet in die Provinz, während wir, Suse und ich, damals nach dem Abitur schnurstracks aus der westdeutschen Provinz nach Berlin gezogen sind – weg von den Eltern –, um aufzubrechen in ein aufregendes Metropolenleben, das unsere Kinder selbstverständlich weiterführen sollten. Welch ein Irrtum.

»Was heißt hier Provinz, Mama«, antwortet Anna genervt und verzieht das Gesicht. »Die Uni in Würzburg hat einen guten Ruf. Ist außerdem ein Vorteil, wenn du alles mit dem Fahrrad erreichen kannst.« Anna hat Berlin satt und nichts gegen eine kleinere Stadt, die etwas überschaubarer ist, wie sie behauptet. »Ist mal was Anderes.« Außerdem verlangen die Studienbeschränkungen in Berlin einen Notendurchschnitt im Abi, den nur Außerirdische schaffen. Die Provinz als neuer Erlebnisraum für Metropolenkinder – so spielt das Leben.

Ich stehe beklommen daneben. Mein 17-jähriger Sohn David lebt noch zu Hause, aber meine Tochter Charlotte zieht demnächst auch aus. Na ja, noch nicht so richtig, aber vielleicht doch. Sie geht zum Studieren auf ein College nach England. Da wohnen sie in Einzelzimmern auf dem Campus und müssen zum Glück in den Ferien mit Sack und Pack wieder raus, damit Platz frei wird für die Leute, die zu den Ferienworkshops kommen. Es gibt ziemlich lange Ferien in England. Dann kommt Charlotte immer nach Berlin. Hoffentlich.

Es ist ein heftiger Einschnitt, wenn die Kinder flügge werden. Manchmal kommt der Abschied sogar über Nacht. Suse erzählte mir von ihrer Kollegin M., alleinerziehend. Ihr Sohn lernte eine neue Freundin kennen. Mit 17 Jahren siedelte er gewissermaßen in die neue Familie über, von der er sagte, bei denen ginge es »echt locker« zu, wie M. Suse eines Tages unter Tränen erzählte.

Von einem Tag auf den anderen war der Sohn so gut wie gar nicht mehr zu Hause. M. schlief daraufhin wochenlang im Zimmer ihres Sohnes. Sie erklärte, das sei auch aus Tierschutzgründen notwendig, damit sich der Goldhamster, den der Junge zurückgelassen hatte, nicht so einsam fühle.

Von Nestflüchtern und Kostgängern

Einen frühen Abschied musste auch meine Bekannte B. verkraften. Ihre 15-jährige Tochter hatte sich gewünscht, auf ein weit entferntes Internat zu gehen und dort bis zum Abitur zu bleiben. Um danach dringend zum Studium nach Spanien umzusiedeln, denn das graue Wetter in Deutschland mache sie fertig, hatte B.s Tochter verkündet. B. lag heulend auf dem Bett und hatte nicht mal mehr Lust, sich abends auszuziehen. Sie ließ sich auf Facebook registrieren und schnüffelte dort ihrer Tochter hinterher. So tief kann man sinken.

Für viele Eltern wird es nach dem Abitur der Kinder so richtig ernst. Nach einer Erhebung des Deutschen Instituts für Wirtschaftsforschung (DIW) ziehen Kinder mit Hochschulreife häufiger aus ihrer Heimatstadt weg als der Nachwuchs mit mittlerem Abschluss, was dem Studium geschuldet sein dürfte. Etwa ein Drittel der jungen Menschen mit Abitur bewegt sich mehr als 100 Kilometer weit weg vom Elternhaus. Der Nachwuchs aus meinem Umfeld ist unter der mobilen Jugend recht gut vertreten.

Christoph findet es toll, wenn Charlotte und David selbstständig werden und sich ablösen. Ich bin anders gestrickt. Ich hatte meine erste Abschiedskrise, als Charlotte ein halbes Jahr in die USA ging. Eine Art Schüleraustausch. Ich weiß noch, wie ich am Tag nach Charlottes Abreise im Supermarkt eine Tube »Milchmädchen« kaufte. Das ist ein stark gezuckertes Kondensmilchkonzentrat. Man kann die süße Paste in den Kaffee oder Tee drücken oder aufs Brot schmieren. Sie weckt bei mir tröstende Kindheitserinnerungen. Mein seelisch labiler Jugendfreund Robby gestand mir mal, dass er an schlechten Tagen sogar heimlich an der Tube sauge. Alles ist legitim, wenn wir Trost brauchen. Auch in den späten Jahren.

Doch das Leben schreitet voran. Jürgen, Annas Vater, trägt einen Kelimteppich aus der Wohnung zum Ford Transit. Jürgen wird den Transporter nach Würzburg fahren und leer wieder zurückbringen. »Das hat schon was Symbolisches, dass Anna sogar ihren Teppich mitschleppt«, meint Jürgen. Anna ist mit diesem Teppich aufgewachsen, als kleines Kind tollte sie darauf herum. Zuerst schmückte er das Schlafzimmer der Eltern, dann hat Anna den Kelim in ihr Jugendzimmer gelegt. Suse hat ihn in all den Jahren nur ein Mal reinigen lassen.

»Ist vielleicht ein Übergangsobjekt, der Teppich«, sage ich. »Damit sieht es in Annas WG in Würzburg ein bisschen aus wie zu Hause in Berlin.« »Ist jedenfalls schöner als unsere Flokatis früher«, seufzt Jürgen. Heute wirkt er gedämpfter als sonst, was ihn sympathischer macht.

»Ich versteh gar nicht, warum ihr so bedröppelte Gesichter macht«, sagt Theresa, die eine halbvolle Bücherkiste zum Transporter schleppt. »Ist doch toll, wenn die Kinder rausgehen in die Welt. Auch wenn es nur Würzburg ist.« Mütter und Väter von volljährigen Kindern lassen sich meiner Beobachtung nach in zwei Gruppen einteilen: Die erste, die größere Gruppe, sucht Trost wegen des Wegganges der Kinder. Die zweite Gruppe, zu der auch Christoph gehört, hat kein Problem damit, dass der Nachwuchs auszieht. Mancher ist sogar erleichtert. So wie Theresa bei ihrem ältesten Sohn.

»Nein, mir macht es nichts aus«, hatte Theresa verkündet, als ihr Sohn Johannes kurz nach dem Abitur auszog in eine Wohngemeinschaft in Berlin. »Ich sage nur: Endlich!« Johannes, damals schon im Besitz eines Führerscheines und eines Motorrollers, war in den Jahren zuvor nur noch zu unregelmäßigen Zeiten zu Hause aufgetaucht wie ein maulfauler Pensionsgast.

Gerne ließ er sich noch von Mama die Wäsche machen

und von den Eltern Geld für abendliche Unternehmungen und Klamotten geben. Er aß zur Unzeit vom erkalteten Mittagessen, nicht selten direkt aus der Pfanne, wie Theresa klagte. Ein gemeinsames Essen am Familientisch war mit Johannes schwerer zu organisieren als ein Staatsbankett zwischen dem US-Präsidenten und einem arabischen Diktator.

Auf der Jagd nach Burger und Döner

Vielleicht ist ein vererbtes biologisches Programm die Ursache dafür, dass manche Halbwüchsige ab einem bestimmten Zeitpunkt das Essen der Mutter oder des Vaters verschmähen und stattdessen lieber selbst auf die Jagd gehen, gewissermaßen als Zeichen der Unabhängigkeit und gar der Mannwerdung. Es scheint sich vor allem um Jungs zu handeln, die dem Initiationsritus der Essensverweigerung frönen. Wobei der Jungmann sich dann bevorzugt an leichter Beute stärkt, wie einem Weichbrötchen mit Chemiekäse und geformter Hackfleischscheibe oder einem Brotfladen mit fettem Fleisch, Krautsalat und Knoblauchsauce.

Jugendliche bereiten sich ihre Nahrung zwar auch mal selbst zu, dann ist unter »Kochen« aber eher das Erwärmen von Mahlzeiten in der Mikrowelle zu verstehen. Theresas Sohn Johannes hatte sich seinerzeit zum 16. Geburtstag eine Mikrowelle gewünscht, um die Loslösung vom mütterlichen Versorgungstisch zu demonstrieren. Theresa hatte die Anschaffung eines solchen Küchengeräts bis dahin immer abgelehnt. In der Mikrowelle bereitete sich Johannes dann spät abends Rührei zu. Mein Sohn David bevorzugt für das Nachtmahl mit seinen Kumpels eine fertige

Pancake-Mischung »Homestyle«, die mit Wasser angerührt aber immerhin noch traditionell in der Pfanne gebacken wird, was allerdings elterliche Nachwischarbeiten am nächsten Morgen mit sich bringt.

Die Ablösung kommt schrittweise: Zuerst fällt das gemeinsame Frühstück aus, weil der Nachwuchs lieber noch ein paar Minuten länger schläft. Dann wird das Mittagessen kaum noch gemeinsam eingenommen. Zum Abendessen sind die Sprösslinge dann entweder am Computer beschäftigt oder aushäusig. Und auch am Wochenende möchten sie die karge Freizeit lieber mit ihren Freunden verbringen.

Was bleibt, sind Mutter und Vater, die vor allem für die Bevorratung von Schokomüsli, Tiefkühlpizzen, Pancake-Mischungen und ähnlich zweifelhaften Nahrungsmitteln zuständig sind: »Heute gleicht der Kühlschrank einem familieninternen Selbstbedienungsladen. Mütter sind weiterhin verantwortlich für die Versorgung, das heißt, sie sorgen für einen gefüllten Kühlschrank und die Familienmahlzeiten«, so eine Studie der Bundeszentrale für gesundheitliche Aufklärung zur Jugendesskultur.

Anna wird künftig selbst den Kühlschrank füllen müssen in ihrer Wohngemeinschaft in Würzburg. Sie schleppt eine gelbe Ikea-Tüte mit Küchengeschirr zum Fordbus. Nach Absprache mit Suse hat sie die billige teflonbeschichtete Pfanne mitgenommen. »Hast du den hitzefesten Pfannenwender auch nicht vergessen?«, fragt Suse mit einem Blick in die Tüte. »Du weißt ja, dass du mit Metall nicht in der Teflonpfanne herumkratzen darfst. Und warum hast du keinen Topf eingepackt?«

Plastikpfannenwender. So was gab es bei mir damals noch nicht, als ich wegzog aus der Provinz nach Westberlin. Ein Topf kam allerdings mit, zum Spaghettikochen. In der ersten WG vergaß ich beim Miracoli nie, das Butterstückchen in die Tomatensauce zu geben, um den Geschmack zu verbessern, wie es auf der Packung steht. Das sind die ersten Feinheiten auf dem Weg zum Erwachsenwerden.

Zuerst begreift man gar nicht, dass man tatsächlich auszieht von zu Hause. Es fühlt sich eher wie ein verlängerter Urlaub, wie eine Abenteuerfahrt an. In meiner ersten Wohngemeinschaft strichen wir das Klo rosa, tapezierten eine Küchenwand mit Alufolie und brachten in der Essecke kleine bunte Lämpchen aus dem Dekogeschäft an, so als sei immer Weihnachten. Dass es wirklich kein Zurück mehr gibt ins Elternhaus, weder innerlich noch äußerlich, begreift man erst später. Dann, wenn es Krach in der Wohngemeinschaft gibt, weil keiner den Abwasch machen will, wenn keine bunten Lämpchen mehr brennen und es gerade kein Schwein vor Ort interessiert, wie es einem geht.

Das Bett bleibt noch da

Das Küchengeschirr ist verstaut, Jürgen und Anna schleppen die Schreibtischplatte zum Wagen. Dazu gehören zwei Unterschränke. »Den Schreibtisch mitzunehmen halte ich für übertrieben«, meint Suse. »Eine Platte mit zwei Böcken hättest du auch in Würzburg kaufen können. Außerdem frage ich mich, wie du dann hier mal lernen willst, so ohne Schreibtisch, wenn du wieder da bist.« Jürgen und Anna hieven die Platte in den Transporter.

»Arbeiten werde ich wohl eher in Würzburg als hier«, antwortet Anna. »Die verlangen da ganz schön was im Studium.« »Political Studies«, seufzt Suse. »Das wird noch eine spannende Frage, wie du damit mal Geld verdienen kannst.«

Die Ausbildungsfrage. Würde ich jetzt nicht ansprechen zum Abschied. Da sind wir als Eltern nicht objektiv. Suse hat Soziologie studiert, hätte im Rückblick aber Wirtschaft dazunehmen sollen, wie sie heute klagt. Auch Britt meint, sie hätte neben ihrem Kunststudium noch was mit Marketing machen sollen. Und ich würde heute zu meinem Hauptfach Amerikanistik nicht mehr Theaterwissenschaften als Nebenfach wählen wie vor 35 Jahren.

Wenn wir ihn schon verpasst haben, sollen wenigstens unsere Kinder rechtzeitig einen Bezug zum Geldverdienen bekommen. Obwohl zu meiner Studienzeit Betriebswirtschaftsstudenten als unsexy galten, als »BBB-Studenten«: Bier, Bart, Betriebswirtschaft. Igitt – so sicherheitsorientiert, so angepasst. Aber die Zeiten ändern sich.

»Schon klar: Ihr denkt, ich mache ein Schnullistudium«, gibt Anna zurück, während ihr Vater und Theresa die Unterschränke der Schreibtischkombi zum Transporter tragen. »Aber in meinem Studiengang lernen wir Methodik und Statistik. Das ist international und wissenschaftlich, nicht nur so Politgelaber wie bei euch früher.« Jürgen hat die Möbel im Laderaum zurechtgerückt, es ist noch ein bisschen Platz.

Er verschwindet wieder im Haus, um auch noch den Deckenfluter heranzuschaffen. Anna holt ihre Reisetasche und den Laptop. »Dein Zimmer leert sich«, seufzt Suse, als die beiden wieder auftauchen. »Wir können es ja renovieren und untervermieten.« Sagt sie natürlich nur so. »Mein Bett bleibt doch hier«, versucht Anna zu beschwichtigen. Sie verstaut vorsichtig ihren Laptop im Auto. »Und wir skypen.«

»Skypen« – das ist das Wunderwort gegen den Abschiedsschmerz der Eltern. Winnies Sohn befindet sich inzwischen zum Studium in Göttingen. Auf Winnies Wunsch skypt er regelmäßig mit seinem Vater und schwenkt dabei die Webcam durch sein WG-Zimmer. Winnie bekommt dadurch die beruhigende Gewissheit, dass beim Sohnemann nicht mehr als zwei abgegessene Teller herumstehen und das Bett zwischen den herumliegenden Kleidungsstücken noch auffindbar ist.

Die Tochter meiner alten Freundin Gabriele lebt in Frankfurt und hat schon früh ein Kind bekommen. Auf Wunsch ihrer Mutter installierte sie eine Webcam im Kinderzimmer, sodass Gabriele in ihrer neuen Rolle als Großmutter über jeden Fortschritt des Enkels buchstäblich im Bilde ist und nicht mit ständigen Besuchen drohen muss.

»Wir könnten feste Zeiten ausmachen zum Skypen«, schlägt Suse ihrer Tochter vor. Jürgen bringt die Tasche mit dem Reiseproviant zum Bus. »Mal sehen«, sagt Anna vage. »Muss sich erst mal alles einspielen in Würzburg.«

Neustart mit Plan B

Man darf keine Klette sein, wenn die Kinder wegziehen. Auch ich will nicht klammern, wenn meine Tochter nach England geht. Schließlich haben wir im Bekanntenkreis schon viel darüber gesprochen, welchen Plan B es gibt für einen neuen Lebenssinn in den späten Jahren. Die Pläne lassen sich grob einteilen in die Rubriken »Bauen und Renovieren«, »Helfen und Gutes tun«, »Flora und Fauna« und »Kunst und Darstellung«.

Theresas Mann Günther fing kurz nach dem Auszug von Johannes an, ein computergesteuertes Beregnungssystem für den Garten auszutüfteln. Neulich führte er stolz seine Kombination aus einzelnen Turbinenversenkregnern und dem Vielflächen-Versenkregner Aqua Indiviual vor, mit Sprinklern, die wie von Geisterhand aus dem Boden emporsteigen und nach der Beregnung wieder im Rasen verschwinden.

Meine Bekannte Silke versuchte sich nach dem Auszug ihrer ältesten Tochter in »Helfen und Gutes tun«. Ihre Idee, in Behinderteneinrichtungen alte Faltrollstühle zu sammeln und eigenhändig nach Rumänien zu fahren, scheiterte an logistischen Problemen. Jetzt hilft sie in der Suppenküche für Arme aus. Wobei es in ihrer Gemeinde ständig Streitereien gibt um die Wohltätigkeit, berichtete Silke. Denn in der Essensausgabe für Bedürftige wollen viele mitmachen, während sich kaum jemand für die Besuchsdienste bei Senioren findet.

Nachbarin Lodenbaum hat schon vor längerer Zeit ein Naturprojekt gestartet: das Imkern. Imkern ist gar nicht so schwer, man braucht nur einen Gartenplatz, ein paar Kästen, einen Schutzanzug und ein Gerät zur Raucherzeugung. Tunlichst sollte man auch einen Kurs beim örtlichen Imkerverein belegen. Bienen bringen einen zur Ruhe, und ich war beeindruckt vom 80-Kilo-Bottich mit Honig, von dem mir Margarete ein Glas abzapfte und für fünf Euro günstig verkaufte.

Ich selbst mache neuerdings leichten Klettersport, denke aber auch über künstlerische Weiterentwicklungen nach. Vielleicht ein Trio für Barockmusik gründen? Tine will ihre Blockflötenkenntnisse aus der Schulzeit erweitern, und ich begleite sie bereits auf dem Klavier zu diversen Menuetten, Rigaudons und Gavotten. Vielleicht lässt sich noch eine Cellistin finden. Die Barockmusik hält viele leichtere Stücke bereit und der gemessene Rhythmus passt zur zweiten Lebenshälfte.

Anna umarmt Suse. Der Abschied ist gekommen. Suse ringt um Fassung. »Ist doch nur Würzburg«, versucht Theresa sie zu trösten. »Und in drei Monaten ist deine Große schon wieder da.« Britt müsste jetzt hier sein. Sie hat mal gesagt: »Wenn du Liebesbriefe von deinem Kind bekommen willst, schicke es ins Ausland.« Ihr Sohn studiert eine Tagesreise entfernt im holländischen Maastricht. Seitdem Florian nicht mehr zu Hause lebt, sei er viel netter zu ihr, erzählte Britt. »Er ruft von sich aus an. Er scheint sich sogar zu freuen, wenn ich mich melde. Und er schickt mir Postkarten.«

Jürgen und Anna steigen in den Bus und schnallen sich an. Jürgen startet den Motor. Der Ford ist ganz schön klapprig, aber er wird schon durchhalten. Anna winkt aus dem Beifahrerfenster. Bald verschwindet das Auto um die Ecke. »Liebe wächst mit der Entfernung«, heißt es. Hoffentlich gilt das auch für unsere erwachsenen Kinder.

Konzeptfeten:
Die Wiederkehr des Kindergeburtstags

Feste feiern, Party machen: Das wird auch anders in der zweiten Halbzeit des Lebens. Ich gehe gern auf Feten, aber ich bin schon immer froh, wenn ich im Menschengewühl jemanden kenne. Jemand anderen als den eigenen Ehemann, mit dem ich hergekommen bin, oder die beste Freundin, die ich auch sonst öfter treffe, oder den Kollegen, der mir sowieso schon das ganze Jahr gegenübersitzt. Und ich bin erleichtert, wenn ich jemandem begegne, der sich gerne mit mir unterhält. Man will sich schließlich nicht aufdrängen – eine Sorge, die ich als 20-Jährige nicht hatte.

Lange vorbei sind die Zeiten, wo man sich bei der Kontaktanbahnung auf den allseits vorhandenen hormonellen Überschwang verlassen konnte und auf eine Sozialstruktur, in der mindestens 40 Prozent der Partygäste Singles waren. Damals reichte es noch, wenn man irgendwas mitbrachte, und sei es nur Tsatsiki mit reichlich Knoblauch, der eigentlich jede nähere Kontaktanbahnung erschwerte. Aber das war egal.

Wir glaubten damals an das Gerücht, dass Feten spontan ablaufen müssten, alles sollte möglich sein, jeder Tanzstil, freie Themenwahl, bloß keine Regeln. Das kann man sich nur einbilden, wenn in Wirklichkeit die Regeln knallhart feststehen, und man auf diesen Feten das Terrain blitzschnell sondierte. Um dann gegenüber dem Typen, der einen zu Beginn schon so nett angelächelt hat, zu erklären, man kenne eher wenig Leute hier, das Publikum sei schon etwas merkwürdig und die Musik könnte besser sein.

Alles tat man, um seine Individualität zu betonen und einen Hauch von Exklusivität zu verbreiten in der Lebensphase einer möglichen Partnergewinnung. Sich bloß nicht gemein machen. Die Begegnung Auge in Auge, Hormon gegen Hormon – das war es, was zählte. Gruppe, Gemeinschaft, Masse: Auf Partys war dies damals das Letzte, die niedrige Existenzform.

Wie sich die Zeiten ändern. Das wurde mir mal wieder klar am 60. Geburtstag von Werner Lodenbaum.

Christoph, Britt und ich waren hinausgefahren nach Werder zum Landhaus der Lodenbaums. Sie haben es mit Hilfe osteuropäischer Schwarzarbeiter restaurieren lassen und weihten es nun mit dem Geburtstagsfest ein.

Am Hauseingang des mit viel Holz renovierten Baus verteilte Lodenbaums jüngste Tochter Schilder mit Klebebändern, auf die wir unsere Namen schreiben sollten. Ob Vor- und Zuname oder nur den Vornamen, bleibt uns überlassen. Außerdem bekommt jeder der Gäste einen farbigen Punkt aus buntem Klebepapier, wahlweise in den Farben Rot, Grün, Blau oder Gelb, den wir auf unsere Kleidung heften sollten. »Ich hab's geahnt«, raunt mir Christoph zu. »Das wird eine Konzeptfete.«

Konzeptfeten! Das ist der Trend der späten Jahre. Die Konzeptfete verspricht, Kommunikationsprobleme zu lösen in einer Lebensphase, in der wir hormonell tiefergelegt sind und nicht mehr damit zu rechnen ist, dass die meisten Gäste tanzwütige Singles sind. Auf eine spontan einsetzende Kennenlernlust mit Fremden können wir ab 50 weniger hoffen. Das zeigt sich zu größeren Anlässen oder runden Geburtstagen, wenn manche der Gäste weite Reisen auf sich genommen haben, um dann den Jubilar mit dutzenden anderer Eingeladener teilen zu müssen.

Oft haben die Freunde und Bekannten nicht viel miteinander zu tun, außer dass sie zufällig alle das Geburtstagskind kennen und aus diesem Grund an diesem Abend in diesem Haus zusammenkommen. Oder die Gäste hatten zwar schon miteinander zu tun, können aber nicht gut miteinander.

Die Fragmentierung des Freundeskreises

Auch meine Geburtstagspartys wurden immer komplizierter, erschwert noch durch die Tatsache, dass meine Bekannten völlig unterschiedliche Lebenswege hinter sich haben und sich wahrscheinlich nie begegnet wären, hätte ich meine Jahrestage nur in Form von Fahrradtouren mit Christoph und den Kindern gefeiert. Aber man will sich am Geburtstag selbst beweisen, dass man von lieben Menschen umgeben ist. Und die sollen dann möglichst alle auf einmal kommen.

Obwohl es mit meinem Jugendfreund Robby immer ein Problem ist. Meinen 40. Geburtstag hätte er fast ruiniert. Er hatte schon einiges getrunken und drehte sich dann noch einen dicken Joint. Zugekifft quatschte er die Gäste voll mit seiner Theorie vom gescheiterten Kapitalismus. Schließlich griff er zur Gitarre und spielte einen Blues. Die Gäste verließen nacheinander den Raum und dann die Fete.

Der Blues passte zu ihm, denn Robby ist einer, den viele wohl als Loser bezeichnen würden. Lange Phasen der Arbeitslosigkeit. Zweimal Trennung von einer Langzeitpartnerin. Sogar einen Aufenthalt in einer Suchtklinik hat Robby hinter sich.

Robby kennt sich aus mit Beschäftigungsmaßnahmen im Jobcenter, gibt heute Gitarrenunterricht und ist nach wie vor ein guter Musiker. Doch er fängt immer noch jeden Witz mit der Pointe an und hat einen Hang zum Monolog. Klar könnte ich Robby einfach nicht mehr einladen, ihn ausrangieren wie eine aus der Mode gekommene Winterjacke. Will ich aber nicht.

Ich werde ihm nie vergessen, wie er mich vor drei Jahrzehnten bei sich aufgenommen hat, nach der Trennung von Rick, und mich absichtslos einige Wochen auf seinem grünen Sperrmüllsofa schlafen ließ. Von da an gingen wir manchmal gemeinsam in Konzerte. Robby kennt das Datum meines Geburtstages genau. Ich könnte es nicht verkraften, wenn er mir nur noch telefonisch gratulieren und im Hintergrund dann Partylärm bei mir hören würde.

Also Robby muss sein. Er ist nur ein Beispiel dafür, wie sich in drei Jahrzehnten mein Bekanntenkreis aufgespalten hat. Es gibt die Nichtkiffer und Nichttrinker und die Immer-noch-Kiffer und Alkoholfreudigen. Leute mit nagelneuen, teuren Eigentumswohnungen und solche, die ohne Geschirrspülmaschine in Altbauküchen sitzen und eine Luxussanierung des Vermieters fürchten. Jene, die im öffentlichen Dienst verbeamtet sind und auf das Misstrauen derer treffen, die sich als Unternehmer hochgearbeitet haben und alle Beamten für Ärmelschoner halten. Ganz zu schweigen von den Abgründen, die klaffen zwischen jenen, die ständig am Networken sind und jeden zum Lachen bringen können, und solchen, die in der Ecke stehen, sich am Weinglas festhalten und nur ängstlich herumgucken.

»Schau mal, Edith und Reiner sind auch gekommen«, holt mich Christoph aus meinen Erinnerungen. »Ist ihre Scheidung eigentlich durch?« Das hochaufgeschossene Psychologenpaar, das uns vor einiger Zeit noch vom gemeinsamen Tanzkurs vorschwärmte, ist zu Lodenbaums 60. Geburtstag erschienen. Aber getrennt, wie mir scheint. Sehr getrennt. »Meinst du, die Rothaarige neben Reiner ist seine neue Flamme?«, flüstere ich Christoph zu. Vielleicht sieht Edith die Trennung inzwischen ja entspannt. Vielleicht aber auch nicht.

Es gibt im Alter viele Gründe, warum man auf einer Geburtstagsfete nicht mit bestimmten Gästen reden will, nicht nur eine Scheidung. Auf meinen Feiern zum Beispiel würde sich Theresas Mann Günther, Abteilungsleiter, zwar mit Robby unterhalten, aber nur aus Höflichkeit, denn Günther kann nicht nachvollziehen, warum Leute von Hartz IV leben. Meine Freundin Theresa, Gymnasiallehrerin, wiederum hat ihre Probleme mit Suses Mann Jürgen, der als selbstständiger Architekt der Meinung ist, im öffentlichen Dienst gebe es immer noch zu viel Freizeit und speziell die Lehrer jammerten völlig zu Unrecht.

Und dann Rick: Mein Ex-Ex-Lover ist im Rentenalter, aber noch an Filmprojekten im Fernsehen beteiligt, zumal es mit seinem Ruhegeld nicht weit her ist. Rick schwadroniert auf Partys gerne über das verrottete deutsche Fernsehen, aber am liebsten nur mit Frauen unter 45 Jahren. Suse verabscheut solche Männer.

Mit Suse wiederum würde meine Nachbarin Edith nicht so gern plaudern, denn sie hält Suse für eine blasierte Werbetussi und weiß nichts von ihrem Blog. Suse würde Edith auch nichts von ihrem Blog erzählen, denn wer hinter dem Pseudonym »Bad Girl« steckt, das wissen nur Jürgen, Britt, Theresa, Christoph und ich. Suse bleibt lieber anonym. Auf Partys aber muss man sich irgendwie bekannt machen. Seine Persönlichkeit ausdrücken.

Facebook für ältere Partygänger

Um seine Persönlichkeit auszudrücken, hat Winfried heute Abend eine Trachtenjacke an. Weiß der Geier, wo er das Stück erstanden hat. Winnie heftet sich das beschriftete Namensschild und einen grünen Punkt ans Revers. »Schade eigentlich, dass wir nicht gleich auch noch ein paar Flyer mit unseren persönlichen Daten verteilen können«, meint er. »Das wäre doch eine Superidee, um neue Leute kennen zu lernen.«

Sein Vorschlag hat was. So eine Art Facebook in Papierform für Partygänger in den späten Jahren könnte die Kommunikation in Schwung bringen. Jeder füllt am Eingang einen Bogen aus, der dann mit dem Tischkopierer vervielfältigt und an die Gäste weitergereicht wird. Darauf stehen Name, Beruf, Hobby und beliebte Gesprächsthemen, über die wir sofort und gerne mit jedem Partygast reden würden. Vielleicht fügen wir noch eine Personenbeschreibung oder ein Sofortbild hinzu, denn die Bogen müssen sich ja den Partygästen zuordnen lassen.

Jeder der Eingeladenen könnte sich dann mit den Blättern in eine Ecke setzen und diese sortieren. Entdeckte ich auf einem der Bogen beispielsweise, dass irgendjemand als Gesprächsthema angegeben hat: »Fahrradtouren, z. B. Ostseeradweg«, hätte ich ihn oder sie an diesem Abend angesprochen. Christoph und ich planen nämlich eine Woche Urlaub am Meer und ich hätte gern gewusst, ob man auf dem Ostseeradweg das Meer sieht oder nur hinter Dünen und neben Straßen radelt. Die Bögen würden mehr Möglichkeiten zum Gespräch eröffnen als das klassische Vorstellen. Das kann nämlich auch schiefgehen. Ich weiß noch, wie ich Winnie mit der esoterisch interessierten Lise bekannt gemacht habe, in der Hoffnung, hier vielleicht sogar als Kupplerin fungieren zu können. Leider stellte sich bald heraus, dass Winnie trotz seiner Trekkingerfahrung die östliche Medizin hasst, weil ihm in Indien mal ein wohlmeinender ayurvedischer Arzt eine Brechkur verabreicht hat. New Age und Globetrotter – das geht nicht unbedingt zusammen.

Es geht leider so manches nicht zusammen in späten Jahren. Gastgeber versuchen das Problem häufig dadurch zu lösen, dass sie auf das offizielle Vorstellen weitgehend verzichten. Das ist die Flucht nach hinten. Es muss andere Möglichkeiten geben, sich auch mit Leuten zusammenzufinden, die man kaum kennt.

Lieber Aktivparty als Erlebnisgastronomie

Genau hier setzt die Idee der Konzeptfete an: Durch besondere Aktivitäten soll ein Gemeinschaftsgefühl geschaffen werden. Für diesen Abend zumindest.

Unter »Konzeptfete« darf man nicht das gastronomische Aufrüsten verstehen. Wer glaubt, mit einem Büfett zu mediterranen Themen, das von weiß beschürztem Personal aufgebaut und betreut wird, schon für Kommunikation unter den Gästen gesorgt zu haben, der liegt falsch. Denn was macht man, wenn das Büfett verputzt ist? Wenn Sätze wie: »Das Vorspeisenensemble ist ungewöhnlich gut gelungen. Von wo lässt der Gastgeber anliefern?«, schon mehrmals gesagt wurden?

Da hilft dann auch leibhaftige Erlebnisgastronomie nicht, etwa wenn der original österreichische Koch im Wohnzimmer vor den Augen der Gäste Kaiserschmarren bäckt. Das liefert zwar kurzfristig ein Gesprächsthema unter Fremden: »Lecker. Ist das Zwetschgenmus aus Österreich importiert?« Doch Stimmung kommt so noch nicht auf.

Zur »Konzeptfete« zählt auch nicht die originelle Auswahl des Veranstaltungsortes. Das Chartern von holzgetäfelten Ausflugsschiffen, in denen man in Berlin über die Kanäle schippert, während ein angeheuerter Guide das vorbeiziehende Regierungsviertel kommentiert, ist zwar beliebt. Es bedeutet aber für die Gäste mehrstündige Nähe auf dem Schiff ertragen zu müssen, ohne sich vorzeitig verdrücken zu können.

Eine Konzeptfete ist eine Aktivparty, die ähnlich dem Aktivurlaub dem Gast einiges abverlangt. Es ist gewissermaßen die Rückkehr des organisierten Kindergeburtstages im

Alter, nur ohne »Blindekuh« und Topfschlagen. Die echte Konzeptfete ist immer ein Risiko. Und das ist das Spannende daran.

Im großen Kaminzimmer bei Lodenbaums bauen jetzt drei Leute, Musiker aus Werners Jugendband, ihre Instrumente auf. Gitarre, Bass und Schlagzeug. Auf einem Tisch liegen ein paar Dutzend kopierte DIN-A4-Blätter. »Griechischer Wein«, liest Christoph mit ehrlicher Überraschung in der Stimme auf einem Blatt. »Das ist doch ein Udo-Jürgens-Schlager.« Auf den Blättern kleben – wie auch auf unseren Klamotten – bunte Punkte, rote, blaue, grüne. Mir schwant etwas. Ich habe schon einiges hinter mir an Konzeptfeten.

Körperlich anstrengend war zum Beispiel Theresas 50. Jahrestag. Wir radelten nacheinander in drei Gruppen in einer Art Schnitzeljagd durch den verregneten märkischen Kiefernwald, mussten mehrere Zwischenstationen finden und dort zum Beweis selbst gebastelte Plaketten aus versteckten Plastikboxen abholen. Alles old-fashioned, also ohne GPS oder irgendwelche Geotechnik. Meine laminierte Regenjacke bestand an diesem Tag den Produkttest. Am Ende bekamen wir alle Urkunden und Spanferkel am Spieß. Der Tag weckte bei mir lebhafte Erinnerungen an die Schatzsuchen meiner Kindheit.

Nervlich herausfordernd war Jürgens letzter Geburtstag. Anlässlich des Ehrentages von Suses Mann stiegen zwölf mehr oder weniger höhentaugliche Menschen in windige Ballongondeln. Man fährt dabei wie in einem Schiff über die Baumwipfel. Der Ballonführer erzählte aus seinem aufregenden Ballonfahrerleben und verschwieg dabei auch nicht die kleine Schlägerei, die er mit einem Gast hatte, als dieser in 100 Metern Höhe in Panik geriet. Ich machte während der Ballontour Atemübungen und zählte gegen mein Unbehagen von 400 in Siebener-Schritten rückwärts.

Auf ganz andere Weise riskant war das »Märchenfigurenraten«, zu dem meine früheren Studienfreunde Silke und Pit an Pits 55. Geburtstag geladen hatten. Den Teilnehmern wurde ein Schild mit dem Bild und dem Namen einer Märchenfigur auf den Rücken gepappt, alle konnten es lesen, nur der oder die Trägerin nicht. Damit auch niemand schummelte, hatte Silke die Spiegel in der Wohnung zugehängt. So liefen die Gäste mit Schildern wie »Rotkäppchen«, »böser Wolf« und »Schneewittchen« auf dem Rücken durch die Gegend, Sektgläser in den Händen. Sie mussten ihre Figur erraten, indem sie den anderen Partygängern einkreisende Fragen zu ihrer Figur stellten, die diese aber nur mit Ja oder Nein beantworten durften. Doch einige Gäste zeigten wenig Engagement und ließen sich ihre Figuren von anderen flüsternd verraten. Stimmung kam so nicht auf.

Beim Märchenfigurenraten zeigte sich ein Problem der Konzeptfete: Sie darf nicht zu anspruchsvoll sein. Sie sollte »niedrigschwellig« sein wie ein Sozialprojekt für benachteiligte Jugendliche und muss auch Passivität seitens des Gastes erlauben. Zu viel Aufwand, zu viel Zwang – das macht keinen Spaß.

Lodenbaums Party versprich unkomplizierter zu werden. Werner eröffnet jetzt das Büfett. Es gibt sogleich eine Schlange, denn zu einem gelungenen Fest gehört das Anstehen zum Essen wie in einem Hungerwinter. Auf dem Weg zum Büfett komme ich an dem großen Gabentisch vorbei.

Ein Tarnanzug für Wildschweine

Auf dem Gabentisch liegen die Geschenke für den Jubilar. Lodenbaum ist seit zwei Jahren Hobbyjäger, und ich erblicke einen nagelneuen, gefalteten Jagdanzug. Die Blätter sind so lebensnah auf den Stoff gedruckt, dass es aussieht, als handele es sich um echtes Blattwerk. Modell »3-D-Supertree« steht drauf. Ein irres Outfit. »Halten die Wildschweine den Träger damit wirklich für ein Gebüsch?«, frage ich einen grauhaarigen Gast in Trachtenjacke, den ich als Jäger verorte. Offenbar ein Vereinskamerad von Lodenbaum. Er mustert gleichfalls den neuen Tarnanzug.

»Das klappt nur dann, wenn man auch sein Gesicht und die Hände dunkel bekleidet oder anmalt«, erklärt mir der Herr. »Sonst erkennt das Wild sofort, dass da ein Mensch dahintersteckt.« Das ist Tarnung wie im Kriegsgebiet. »Aber in Berlin laufen die Wildschweine in den Straßen rum, ganz frei und sorglos, obwohl da niemand einen Tarnanzug trägt«, entgegne ich. »Sind die blind oder besonders mutig?« »Kommt drauf an, ob die Wildschweine gejagt werden«, meint der Herr. »In den Straßen werden sie ja nicht geschossen.«

Die Logik leuchtet mir nicht ein, aber ich bin dankbar für den Smalltalk über die Wildschweinjagd. Ungewöhnliche Hobbys, die einen Anknüpfungspunkt bieten, sind ein Geschenk für jeden Partygänger. Denn sie bewahren uns vor der Sprachlosigkeit und der voreiligen Einteilung der Gäste in Winner und Loser, in schön und weniger schön, in interessante und weniger interessante Gesprächspartner.

Wie erleichternd fand ich neulich bei F.s Party, dass der

Gastgeber ein Aquarium im Wohnzimmer stehen hatte. Ein klasse Anknüpfungspunkt! Von einem der Eingeladenen, einem stämmigen Endfünfziger aus dem Bauwesen, der als Hobby auch die Aquaristik pflegt, erfuhr ich auf meine Fragen dann einiges über den Reiz eines »Südamerikabeckens«. Und dass sich dort Kakaduzwergbuntbarsche mit dem marmorierten Beilbauch gut vertragen, allerdings Guppys ein Problem sein könnten, weil die von den Beilbäuchen gefressen werden. Was aber nicht nur schlecht ist, denn so hält man den Guppy-Nachwuchs übersichtlich.

In Lodenbaums Kaminzimmer stimmen die Musiker jetzt über Kopfhörer ihre Instrumente. Einer der eingeladenen Jäger bläst ins Horn. Lodenbaum ergreift das Wort und erklärt: »Wir machen Hausmusik aus unserer Jugend.« Die Gruppen sollen sich nacheinander aufstellen und zur Musik der Band die Texte absingen, auf Wunsch auch abgrölen. Die unabhängige Jury entscheide dann, welche Gruppe sich am meisten ins Zeug gelegt habe.

Es gibt vier unterschiedliche Liedersets. Jeder Gast aus den vier Farbengruppen bekommt drei gleichfarbige Blätter mit Liedtexten in die Hand. Jedes Set enthält einen bekannten Udo-Jürgens-Schlager, einen Beatles-Song und einen weiteren Hit aus den 60er- oder 70er-Jahren. Ich erkenne »Satisfaction«, aber auch »It's a Heartache« auf den Blättern.

Das Wildschwein mit Preiselbeergelee ruht friedlich in meinem Magen, der Wein zirkuliert im Blut – eine gute Grundlage für kommende Herausforderungen.

Vereint im kollektiven Schlagergedächtnis

Ich halte meine blau gepunkteten Liedtexte in der Hand, meine Gruppe fängt an: »Griechischer Wein ist so rot wie das Blut der Erde« – dabei schwenke ich mit einem gewissen Showtalent mein drittes Glas Rotwein –, »komm, schenk dir ein, und wenn ich dann traurig werde, liegt es daran, dass ich immer träume von daheim, du musst verzeihn.« Hat er seine Texte eigentlich selbst geschrieben? Das Lied können wir erstaunlich lebhaft nachsingen. Ich fand Udo Jürgens früher furchtbar, doch die Melodien sind offenbar in unserem kollektiven Schlagergedächtnis gespeichert.

Der Gitarrist verspielt sich ein paarmal, doch das passt irgendwie. Christoph singt nach uns in der roten Gruppe: »I can't get no satisfaction, 'cause I try and I try and I try. I can't get no, I can't get no, no satisfaction!« So kenne ich meinen Mann eigentlich nicht, diese punktgenauen Hüpfer in die Luft bei »Satisfaction«, nicht schlecht! Dabei trinkt er gar nichts heute Abend, denn Christoph hat vorhin beim Knobeln verloren und muss uns deshalb nach Hause chauffieren.

Ich sehe, dass auch Edith in Schwung kommt und mit ihren Liedtexten wedelt. Vielleicht ist die Rothaarige, die vorhin mit Reiner sprach, gar nicht dessen neue Lebensgefährtin. Edith gehört wie Britt zur grünen Gruppe. Sie singen den Udo-Jürgens-Song »Aber bitte mit Sahne«, das Lied über die alten Damen in der Konditorei, dessen Text ich zum ersten Mal bewusst höre: »Doch auch mit Liliane war es schließlich vorbei, sie kippte vom Stuhl in der Konditorei. Auf dem Sarg gab's statt Kränze verzuckerte Torten und der Pfarrer begrub sie mit rührenden Worten. Dass der Herrgott den Weg in den Himmel ihr bahne – aber bitte mit Sahne!« Britt schleckt sich beim sahnigen Refrain theatralisch über die Lippen.

Singen macht Spaß. Hat die Glücksforschung bestätigt. Gibt es eigentlich einen Grund, auf den Gruppengesang herabzuschauen wie früher auf Männergesangvereine? Eben. Diese Konzeptidee ist einfach und gut und passt – im Unterschied zu komplexen Ratespielen – auch zu einem gehobenen Alkoholpegel.

Winnie lässt seinen kräftigen Bariton vernehmen. Er gehört zu den Gelben. »Doing the garden, digging the weeds, who could ask for more? Will you still need me, will you still feed me, when I'm sixty four?« Was Paul McCartney in diesem Lied als die Langeweile des Alters besang, klingt in meinen Ohren nicht mehr schrecklich. Nichts gegen Gartenarbeit. So ändern sich die Blickwinkel.

Beim Sängerwettstreit gibt es keine Gewinner, stellt sich am Ende heraus. War nur ein Trick vom Gastgeber, um uns zusammenzubringen. »Ihr wart alle toll!«, lobt Werner Lodenbaum, als wir erschöpft auf die Stühle gesunken sind. Eine halbe Stunde später ist die Tanzfläche voll und die Stimmung tobt.

»Superlustig, diese Fete«, sagt Christoph, als er uns Stunden später nach Hause fährt. »Gutes Konzept. Hätte ich vorher nicht gedacht.« Ich summe »Griechischer Wein« vor mich hin, ganz unwillkürlich. »Diese Party setzt Maßstäbe«, stellt Britt fest.

Demnächst ist mein Geburtstag dran. Vielleicht sollte ich auch was Neues machen. Eine Wanderung mit einem Ornithologen. Der erklärt uns die Vogelstimmen, und dann müssen wir die Stimmen zuordnen. Oder wir machen eine Wanderung mit Retropicknick und Gesang. Am Zielpunkt warten Fanta und Brötchen wie aus unserer Kindheit: Fleischwurst, Leberwurst, Blutwurst. Vegetarier kriegen Schmelzkäsebrötchen. Na ja, sicherheitshalber nehme ich noch ein paar Flaschen Sekt mit. Robby mit seiner Gitarre kommt auch. Am Ende singen wir »Light my fire«. Aber nur wer will. »Wandern und Singen«, sage ich zu Britt und Christoph, »das könnte auch eine gute Kombination sein.« Man muss was wagen in der zweiten Halbzeit.

Anhang

Quellen:

Friseurbesuch:
Flirt mit der Vergänglichkeit

Informationen zur Biologie des Alterns aus: Midas Dekkers: »An allem nagt der Zahn der Zeit. Vom Reiz der Vergänglichkeit« (München: Blessing, 1999). Die Information zur Fellfarbe der Wasserbüffel findet sich auf Seite 90, die Angaben zur mangelhaften Zellerneuerung stehen auf Seite 91 ff., zur Kosmetik auf Seite 111. Das Zitat zum »Ruinengefühl« steht auf Seite 37.

In der Modeabteilung:
Rollenspiele in »Size Germany«

Informationen zu »Schummelgrößen« siehe Barbara Dribbusch: »Bauchfreiheit«. In: taz, die tageszeitung, 4.7.2009, Seite 18.

Partnersuche via Internet:
Vom Forstarbeiter in Angermünde

Die Fragen im Test der Vermittlungsagentur sind dem Eingangstest der Internet-Vermittlungsagentur »parship« entlehnt (aufgerufen Ende 2010). Sie wurden aber im Text teilweise abgewandelt.

Die Aussagen zu Partnerwahl und Bildung gründen u. a. auf einem Interview von Barbara Dribbusch mit Hans-Peter Blossfeld, Universität Bamberg: »Frauen müssten nach unten heiraten«. In: taz, die tageszeitung, 26.1.2005, Seite 12.

Zu den Zahlenverhältnissen auf dem Partnerschaftsmarkt siehe: Tim Harford: »The Logic of Life. Uncovering the New Economics of Everything« (London: Little, Brown, 2008), Seite 67 ff.

Auf dem Betriebsfest:
Zen mit Volker

Die Zitate zu den Körpersignalen der weiblichen Führungskraft stammen aus: Dorothee Echter: »Lust auf Macht?« (Düsseldorf: Econ, 1994), Seite 213.

Die Flirttips von Heimel stammen aus: Cynthia Heimel: »Sex-Tips für Girls« (München: Goldmann, 1991), Seite 29.

Eine schräge Vernissage:
So zähmen Sie Ihr Spiegelmonster

Ein Beleg, dass bei älteren Frauen das Selbstwertgefühl weniger mit ihrem Körperbild verknüpft ist als bei jüngeren Frauen, findet sich in: Trisha A. Pruis, Jeri S. Janowsky: »Assesment of Body Image in Younger and Older Women«. In: The Journal of General Psychology, Volume 137, Issue 3, 8. Juli 2010, unter http://www.informaworld.com/smpp/content~db=all~content=a924041345 (abgerufen im April 2011).

Liselotte von der Pfalz und Katharina Fabricius werden zitiert von Eva Labouvie in: »Entdeckung des Ich: Die Geschichte der Individualisierung vom Mittelalter bis zur Gegenwart«. Hrsg: Richard van Dülmen (Weimar, Wien, Köln: Böhlau, 2001), Seite 178.

Die Information zu den »Mogelspiegeln« in Modegeschäften findet sich hier: »Mogelspiegel machen schlanker«, vom 1. 9. 2008 auf dem Schweizer Verbraucherportal »Saldo« unter *http://www.saldo.ch/themen/beitrag/1033558/Mogelspiegel_machen_schlanker* (abgerufen im Dezember 2011)

Die Information zur »Verweiblichung« der Männer ab 45 stammt aus: Mathis Brauchbar, Heinz Heer: »Zukunft Alter. Herausforderung und Wagnis« (München: Artemis, 1993), Seite 87.

Zur Tatsache, dass im Bauchfett aus männlichen weibliche Hormone werden, siehe das Interview: »Lustlosigkeit bei Männern! Woran liegt's ?« auf Brigitte-Woman.de, unter *http://woman.brigitte.de/leben-lieben/liebe-sex/lustlosigkeit-1074296/* (abgerufen im Mai 2011).

Die Daten zum Körpergewicht und zur Körperzufriedenheit von Frauen finden sich in der Studie von Kurt Starke: »Postmenopause und Sexualität« (Leipzig: unveröffentlichter Primärbericht des Autors, 2007), Seite 40 ff.

Die Information aus dem »British Medical Journal«, dass Männer genauso wie Frauen eine neurotische Unzufriedenheit mit ihrem Körper entwickeln können, stammt aus der Presseveröffentlichung »Body Image isn't just a woman's problem« vom 1.11.2001, unter diesem Titel zu finden im Archiv des Wissenschaftsdienstes www.eurekalert.org. unter *http://www.eurekalert.org/pub_releases/2001-11/bmj-bii103101.php* (abgerufen im Dezember 2011).

Informationen zur von Suse zitierten Studie der Ohio State University, die belegen, dass das Körperbild der Frauen von der Wahrnehmung durch ihr Umfeld abhängt, sind zu finden unter dem Titel »Women's body image based more on others opinions than their own weight«, Presseveröffentlichung vom 29.3.2011 im Archiv von www.eurekalert.org. unter *http://www.eurekalert.org/pub_releases/2011-03/osu-wbi032911.php* (abgerufen im Dezember 2011).

Nahbeziehungen:
Haben die anderen mehr Sex?

Daten zur Häufigkeit von Sex nach der Menopause und zum Hormonkonsum finden sich in: Starke, 2007, Seite 24 ff. Ein Teil der Studienergebnisse ist außerdem zu finden im Büchlein »Last oder Lust? Sexualität in der Postmenopause« von Kurt Starke und Hans-Joachim Ahrendt, bezogen über den Pharmakonzern Jenapharm in Jena.

Die Äußerungen der Schauspielerin Christine Kaufmann zu Sex im Alter stehen auf www.bild.de, 19. 5. 2011, unter *http://www.bild.de/unterhaltung/leute/unterhaltung/65-geburtstag-vierte-scheidung-11061844.bild.html* (abgerufen im Mai 2011).

Zu Sex als »Marker« einer Beziehung siehe: Gunter Schmidt: »Das neue DerDieDas. Über die Modernisierung des Sexuellen« (Gießen: Psychosozial-Verlag, 2005), Seite 78.

Die Umfrage zum Absinken der Libido in der Menopause vom Pharmahersteller Organon ist entnommen aus: C. Stipsits-Cermak: »Sexualität, sexuelle Lust und Menopause«. In: »Journal für Menopause« (Sonderheft 2, 2003), Ausgabe für Österreich. Seite 8, unter *http://www.kup.at/kup/pdf/2691.pdf* (abgerufen im März 2011).

Die Daten zu Sex und Hormonkonsum finden sich in Starke, 2007, a. a. O., Seite 34.

Zur Häufigkeit des Geschlechtsverkehrs in Langzeitehen siehe Schmidt, 2005, a. a. O., Seite 71 ff.

Zu Potenzproblemen der Männer siehe Starke, 2007, a. a. O., Seite 61.

Erkenntnisse dazu, wie wichtig es ist, Zuneigung zu empfinden und Unterstützung zu geben, statt immer nur auf die Liebe von anderen zu hoffen, stammen aus dem Artikel von Antje Kunstmann: »Die neuen Rezepte für lebenslanges Glück«. In: »Brigitte« 12/2011, 18. 5. 2011, Seite 114. Der »Brigitte«-Artikel bezieht sich auf »The Longevity Project« von Howard Friedmann und Leslie Martin (New York: Hudson Street Press, 2011).

Zitat von Volkmar Sigusch aus: Volkmar Sigusch: »NeoSexualitäten. Über den kulturellen Wandel von Liebe und Perversion« (Frankfurt/Main: Campus, 2005), Seite 56.

Der Begriff der »Streichelprostitution« stammt aus: Florian Felix Weyh: »Die ferne Haut« (Berlin: Aufbau, 1999), Seite 106.

Alte Kumpels, junge Geliebte:
Unterwegs im Sperrgebiet

Die Daten zum Altersunterschied von nicht verheirateten Paaren stammen vom Statistischen Bundesamt und beziehen sich auf das Jahr 2009.

Über die Befragung zur Sexualität unter 10000 Männern in Deutschland von Frank Sommer, Universitätsklinik Hamburg, siehe das Interview: »Lustlosigkeit bei Männern! Woran liegt's?« auf Brigitte-Woman.de. unter *http://woman.brigitte.de/leben-lieben/liebe-sex/lustlosigkeit-1074296/* (abgerufen im Mai 2011)

Zu Carlo von Tiedemanns Brustabsaugung siehe: »Allen Männern wachsen Brüste«. In: Tagesspiegel, 28.9.2005, unter *http://www.tagesspiegel.de/weltspiegel/allen-maennern-wachsen-brueste/646064.htmlbild. de* (abgerufen im Mai 2011).

Die Aussagen des Männerforschers Hans-Joachim Lenz stammen aus: Barbara Dribbusch: »Mann oder Memme« In: taz, die tageszeitung, 7.3.2009, Seite 9.

Tangokurs:
Im Wiegeschritt durch die Langzeitehe

Die Daten zu den Lebensformen der 50- bis 60-Jährigen und der dazwischen liegenden Altersgruppen sowie zum Altersunterschied von Paaren stammen vom Statistischen Bundesamt und beziehen sich auf das Jahr 2009. Beim Statistischen Bundesamt sind auch Scheidungsziffern der Langzeitehen zu bekommen. Im Jahre 1999 wurden 64159 Ehen mit einer Dauer von mindestens 15 Jahren geschieden, im Jahre 2009 gab es 78842 Scheidungen in dieser Gruppe. Und das, obwohl die Gesamtzahl der Scheidungen in diesem Zeitraum leicht zurückging.

Die Daten zur Ehezufriedenheit stehen in: Starke, 2007, a.a.O., Seite 11.

Die Vorschläge zu Humor und Sex stehen in Arnold Retzer: »Lob der Vernunftehe« (Frankfurt/Main: S.Fischer, 2009), Seite 218.

Zu Gottmans Ehetipps siehe: John M. Gottman: »Die 7 Geheimnisse der glücklichen Ehe« (Berlin: Ullstein, 2004), Seite 89ff.

Die Verliebtheitssuggestion von Spezzano findet sich in: Eva Maria Zurhorst: »Liebe dich selbst – und es ist egal, wen du heiratest« (München: Goldmann, 2004), Seite 213.

Das Experiment, nach dem Männer fremde Frauen besonders erotisch finden, wenn sie ihnen auf Hängebrücken begegnen, ist beschrieben in: Bas Kast: »Die Liebe und wie sich Leidenschaft erklärt« (Frankfurt: S. Fischer, 2004), Seite 25ff.

Frauenfreundschaften:
Mädels, kappt die Müllkette!

Die Informationen zur US-Schauspielerin Cynthia Nixon und ihrer Lebenspartnerin kommen aus dem Artikel »Schwärmt von ihrer maskulinen Freundin«, 11. 5. 2010, auf *www.bunte.de*, unter *http://www.bunte.de/newsline/cynthia-nixon-schwaermt-von-ihrer-maskulinen-freundin_aid_17103.html* (abgerufen im April 2011).

Der Tipp zur 15-Minuten-Regel stammt aus: Werner Tiki Küstenmacher, Lothar J. Seiwert: »Simplify your life. Einfacher und glücklicher leben« (Frankfurt: Campus 2002) Seite 262 ff.

Die 5-zu-1-Regel von John Gottman ist zu finden unter: »Love lab predicts marital outcome«, BBC News online vom 13. 2. 2004, unter *http://news.bbc.co.uk/2/hi/science/nature/3484981.stm* (abgerufen Juni 2011).

Zu Freundschaft und Alter: Ralf Schwarzer, Steffen Taubert und Ute Schulz: »Soziale Integration, Gesundheit und Lebenserwartung«. Freie Universität Berlin. 2002, Seite 6 ff., unter *http://userpage.fu-berlin.de/~health/materials/social.pdf* (abgerufen im Juni 2011).

Die Informationen zu Glücksindex und Beziehungen stammen aus dem Papier von Richard Layard: »What is happiness? Are we getting happier?«. In: Lecture 1., 25.Februar 2003, Seite 6.

Neue Wohnformen für Ältere:
Heikler Grenzverkehr

Das Kapitel stützt sich auf eigene Recherchen in mehreren Hausgemeinschaftsprojekten in Deutschland. Die Namen der Projekte sind fiktiv.

Ayurveda oder das Sauerkrautritual:
Man muss nur daran glauben

Zur Käuferschicht im Esoterikbuchladen siehe: Barbara Dribbusch: »Engel gibt es gratis«. In: taz, die tageszeitung, 18. 12. 2004, Seite 9.

Das Zitat über den Aberglauben und die Verletzlichkeit steht in: Bruce Hood: »Übernatürlich? Natürlich! Warum wir an das Unglaubliche glauben« (Heidelberg: Spektrum Akademischer Verlag, 2011), Seite 374.

Die Geld-Imagination stützt sich auf Rhonda Byrne: »The Secret. Das Geheimnis« (München: Goldmann, 2007), Seite 121.

Dass die Wechseljahre allein keine Depressionen verursachen, steht in der Broschüre der Techniker Krankenkasse »Wechseljahre und Hormontherapie« von 2005, zu finden unter *http://www.akdae.de/Arzneimitteltherapie/Patientenratgeber/Wechseljahre.pdf* (abgerufen im Mai 2011).

Informationen zu Yoga und Ayurveda in: Kerstin Rosenberg: » Das Ayurveda-Praxisbuch für Frauen«. (Baden und München, At-Verlag, 2004) und in: Anna Trökes, Detlef Grunert: »Das Yoga Gesundheitsbuch« (München: Gräfe und Unzer, 2007).

Zum Placeboeffekt und dem Neurologen Fabrizio Benedetti siehe: Werner Bartens: »Boten aus dem Nichts«. Auf: sueddeutsche.de, 3.8.2010, zu finden unter *http://www.sueddeutsche.de/wissen/placebos-boten-aus-dem-nichts-1.983212* (abgerufen im März 2011).

Die »Klopftechnik« von Britt wird erklärt in: Rainer Franke, Ingrid Schlieske: »Klopfen Sie sich frei!« (Tutzing/Starnberger See, BIO-Ritter Verlag, 2004).

Der Hinweis zu den männlichen Alleinreisenden, die mit Teddybären schlafen, steht in Hood, 2011, a. a. O., Seite 316.

Outdoor:
Späthippies in Goretex

Zur Studie von Richard Ryan an der University of Rochester über Naturerleben und Vitalität findet sich unter dem Titel »Spending time in nature makes people feel more alive, study shows« die Presseveröffentlichung vom 3. Juni 2010 im Archiv von eurekalert.org unter *http://www.eurekalert.org/pub_releases/2010-06/uor-sti060310.php* (abgerufen im Dezember 2011).

Rezepte für die Outdoorküche: Swantje Küttner: »Reisekochbuch« (Bielefeld: Verlag Peter Rumpp 2007). Das Zitat steht auf Seite 15.

Ertüchtigung:
Romantiksport statt Problemzonengymnastik

Zu Studien über Glücksgefühle und Alter siehe:
Rosemarie Stein: »Länger jung bleiben«. In Tagesspiegel (Berlin), 9.8.2010, Seite 19. Und: »Die Älteren sind glücklicher«, *www.spiegel.de*, 14.6.2006. *http://www.spiegel.de/wissenschaft/mensch/0,1518,421220,00.html* (abgerufen im Juni 2011), sowie: »Glücklich und zufrieden ab 50«, Science.ORF.at. 18.5.2010. *http://science.orf.at/stories/1648145/* (abgerufen im Juni 2011).

Zur Auswirkung von Sport auf das Körperbild siehe »UF study: Exercise improves body image for fit and unfit alike« Presseveröffentlichung zur Studie von Heather Hausenblas, University of Florida vom 8.10.2009, zu finden im Archiv von *http://www.eurekalert.org/pub_releases/2009-10/uof-use100809.php* (abgerufen im Dezember 2011).

Zur Auswirkung von Sport auf Wechseljahresbeschwerden siehe die Beiträge auf dem Gesundheitsportal vitanet: *www.vitanet.de/krankheiten-symptome/wechseljahre/ratgeber-selbsthilfe/sport-bewegung* (abgerufen im Juni 2011), und den Artikel »Sie sehen aber jung aus«. In: Brigitte, Nr. 8. 23. 3. 2011, Seite 86 ff.

Über die Häufigkeit von Gelenkbeschwerden und Hitzewallungen finden sich Informationen in Starke, 2007, a. a. O., Seite 54 ff.

Zu den im Unterschied zu den Muskeln kaum trainierbaren Sehnen findet sich ein Hinweis in: Midas Dekkers: »Der Gesundheitswahn. Vom Glück des Unsportlichseins« (München: Blessing 2006), Seite 154.

Der Hinweis zur Muskelverdickung durch Sport findet sich in Dekkers, 1999, a. a. O., Seite 92.

Zum Kalorienverbrauch beim Gehen siehe Dekkers, 2006, a. a. O., Seite 144.

Wenn die Kinder ausziehen:
»Wir skypen dann mal!«:

Laut Statistischem Bundesamt gibt es 3,7 Millionen Bürgerinnen und Bürger im Alter zwischen 17 und 20 Jahren in Deutschland. Die Zahlen sind von 2009.

Die Daten, welche Jugendlichen wie weit vom Elternhaus wegziehen, stammen aus: Thomas Leopold, Ferdinand Geißler, Sebastian Pink: »How Far Do Children Move? Spatial Distances After Leaving the Parental Home«. In: SOEPpaper 368, Seite 18 ff., zu finden über die Website des Deutschen Instituts für Wirtschaftsforschung (DIW) unter *http://www.diw.de/documents/publikationen/73/diw_01.c.371351.de/diw_sp0368.pdf* (abgerufen im Mai 2011).

Zum Essverhalten siehe: Silke Bartsch: »Jugendesskultur: Bedeutungen des Essens für Jugendliche im Kontext Familie und Peergroup«. Band 30 der Reihe »Forschung und Praxis der Gesundheitsförderung« der Bundeszentrale für gesundheitliche Aufklärung (Köln: BZgA 2008). Das Zitat zum gefüllten Kühlschrank steht auf Seite 51.

Konzeptfeten:
Die Wiederkehr des Kindergeburtstags

Zum Singen und zur Glücksforschung siehe: »Was Ihr Leben schöner macht«. In: Focus Magazin, Nr. 1., 2008, über *www.focus.de* zu finden unter *http://www.focus.de/gesundheit/ratgeber/psychologie/gesundepsyche/gluecksforschung-was-ihr-leben-schoener-macht_aid_231358.html* (abgerufen im Mai 2011).